Dr Bénédicte Le Panse
Avec la participation
de plusieurs experts

COMBATTRE LES VIRUS

BOOSTEZ VOTRE SYSTÈME IMMUNITAIRE

AMPHORA

Nous sommes heureux de reverser 15% des revenus de cet ouvrage au Fonds d'action du CHU de Reims.

Le fonds d'action a pour objet de recevoir et de gérer les dons qui lui sont apportés en vue de les redistribuer au CHU de Reims et assure une triple mission de soins, de formation et de recherche au service de l'ensemble du territoire de Champagne-Ardenne et au-delà.

Le fonds d'action soutient les projets qui s'articulent autour de quatre domaines d'action :

- l'innovation médicale et l'acquisition d'équipements médicaux,
- la promotion de la recherche médicale,
- l'amélioration des conditions d'accueil et des espaces de vie,
- les actions culturelles au profit du patient.

Les valeurs du fonds d'action :

- Excellence : promouvoir les techniques médicales de demain qui assureront une prise en charge performante du patient.
- Proximité : proposer des projets locaux qui répondent aux besoins de nos concitoyens.
- Partage : s'engager pour des projets concrets porteurs des valeurs de l'hôpital et du service public.

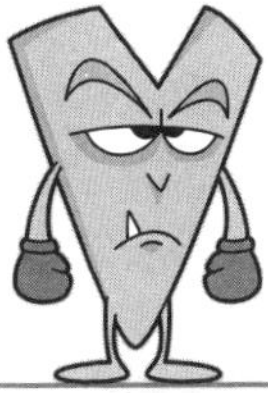

SOMMAIRE

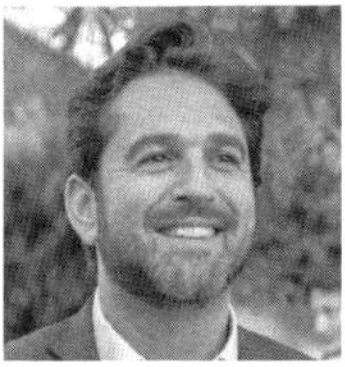

Arnaud
Robinet

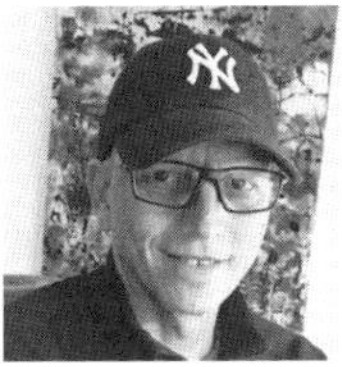

Dr Faker
Lemkecher

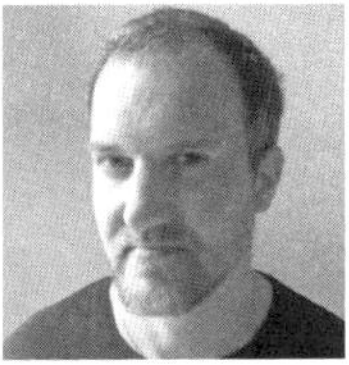

Dr Pierre-Etienne
Benkö

PREFACES

La crise sanitaire que traverse notre société est sans précédent dans la mémoire collective. Nous faisons face à un véritable risque majeur, c'est-à-dire la possibilité de voir surgir un événement d'origine naturelle ou anthropique, dont les effets peuvent mettre en jeu un grand nombre de personnes, occasionner des dommages importants et dépasser les capacités de réaction de la société. Ce risque nous pousse aujourd'hui à sortir de la normalité. Il oblige les dirigeants de nos pays à prendre des mesures exceptionnelles qui visent à protéger les populations, la santé de nos concitoyens, celle de nos proches.

Ce sont les mesures de confinement imposées à tous les Français, les fermetures des écoles et des crèches, celles de tous les établissements recevant du public à l'exception des indispensables à la vie de la nation. C'est aussi l'application rigoureuse des gestes dits « barrières », la distanciation sociale, l'interdiction de tout rassemblement, même familial, jusqu'à l'imposition de dispositions insoutenables dans le deuil de nos proches.

A l'image d'un bain d'eau glacé qui stimule et renforce notre système immunitaire, la société s'auto-défend aujourd'hui avec des mesures restrictives, un ralentissement global de son activité, pour sa propre survie.

Devant l'inédit, face à l'inconnu, les mesures se révèlent toujours adaptatives, la confiance peut être remise en cause, et nous faisons véritablement face à un enjeu de cohésion et d'unité de la nation. Face à une telle crise, nous apprenons en marchant, et il est essentiel que la réaction soit commune, acceptée et partagée par chacune et chacun d'entre nous, pour comprendre et avancer.

En tant que maire, être confronté à ce risque inédit et invisible est une épreuve à laquelle nous ne sommes pas préparés. Il est pourtant essentiel d'encourager ses concitoyens dans cette prise de conscience et de pouvoir faire face ensemble. Il est aussi positif de constater à quel point la société est capable de réagir et de prendre ses responsabilités devant l'urgence et le danger.

A l'image de ce livre qui offre à tous la possibilité de comprendre les causes et les conséquences de la crise qui nous touche, de transmettre les bons réflexes et les bons comportements à adopter pour se défendre, que cela soit en matière d'alimentation ou d'activité physique, il contribue aussi à faire adhérer les individus que nous sommes à l'effort collectif.

Arnaud Robinet
Maire de Reims

Parler de virus, en cette période anxiogène, peut s'avérer être un exercice délicat.

Il est en effet question de transmission de maladie contagieuse d'une personne infectée, qui peut ignorer son état, à une personne saine.

L'étymologie latine du mot épidémie, *epidemia* (à la maison), la circonscrit à une zone limitée (région, pays), celle grecque de la pandémie (*pan*- tout ; *demos*- peuple) désigne une épidémie à plusieurs foyers ; le mal n'est plus limité, il s'étend partout de manière exponentielle.

Son impact et sa gravité en font une épidémie XXXL, à grande vitesse qui plus est, avec des conséquences économiques, sociales et sanitaires sans pareil.
La pandémie actuelle « que nos enfants et petits-enfants raconteront plus tard, s'ajoutera à la longue liste des pandémies les plus mortelles de l'histoire :

- La peste noire de 1347 à 1352 a fait 25 millions de victimes en Europe et autant dans le monde.
- La grippe espagnole en 1919 qui fit 50 millions de morts.
- Le choléra entre 1817 et 1923 qui a durement frappé le monde.

- Le sida qui depuis le début des années 1980 a fait 32 millions de morts à travers le monde.
- Sans oublier la variole, et la grippe qui sévit sur un mode épidémique saisonnier essentiellement automno-hivernal.

Son ampleur exceptionnelle marquera assurément l'histoire de l'humanité.
Gageons qu'elle accélère l'insatiable recherche du vaccin salvateur qui permettra de retrouver la sérénité d'une vie paisible que nous apprécierons alors à sa juste valeur.

L'ouvrage de Bénédicte Le Panse est d'une brûlante actualité. Il enrichit le débat dans une matière dont la complexité tient à son évolutivité constante. Il n'a pas la prétention d'épuiser le sujet, si tant est que cela soit possible, mais de dégager des pistes de réflexion qui mettent en perspective les champs du possible. En cela, il est une contribution essentielle.

Le praticien que je suis, à sa modeste échelle, continue chaque année le combat, consistant à conseiller et proposer le vaccin antigrippal afin de contenir les conséquences humaines d'un mal dont nous disposons du remède, mais qui fait encore trop de victimes.

Mes remerciements à l'auteure qui m'a fait l'honneur et l'amitié de me réserver la redoutable tâche de préfacier, grâce à laquelle j'ai pu apprécier la rigueur et la haute tenue intellectuelle de son ouvrage.

Dr Faker LEMKECHER

Coronavirus : vers un nouveau monde ?

En pleine pandémie du coronavirus, la proposition de mon amie d'enfance, brillante sportive de haut niveau, Bénédicte, de participer à un ouvrage traitant des virus en général et des solutions pour s'en prémunir, m'a semblé non seulement très excitante, mais aussi indispensable, afin de rafraîchir voire renforcer mes connaissances un peu obsolètes, datant de mes études de Médecine, sur le sujet. Il était important, à travers ce livre, de proposer au grand public des bases saines de connaissances sur les origines et les principes de base de la virologie, en traitant les fondamentaux sur les épidémies, et comment s'en prémunir, au naturel (sans bien sûr chercher à se supplanter à un traitement médical lorsqu'il est nécessaire), par une alimentation saine et adaptée et un mode de vie en accord avec notre environnement. Il était évidemment crucial aussi de rappeler les gestes de base à connaître (le lavage régulier des mains par exemple) qui permettent le plus souvent d'éviter de contracter ces nombreuses maladies virales épidémiques, pour ne pas avoir à bénéficier d'un traitement médical efficace.

Il est vrai que le contexte d'une épidémie, voire d'une pandémie, est un phénomène pour beaucoup d'entre nous totalement inédit, bien que l'histoire, depuis des siècles, a été largement marquée en profondeur par de nombreuses pandémies ravageant le monde comme la grande peste noire du milieu du XIVe siècle, ou la grippe espagnole de 1918.

Dans le contexte actuel, il m'est difficile de ne pas penser au fameux roman de Stephen King, « Le Fléau », publié initialement en 1978 puis nouvellement édité avec révision en 1990, à travers lequel l'auteur dépeint un monde dystopique où une pandémie de grippe créée en laboratoire se répand à travers les USA, faisant disparaître 99% de la population.

Voilà déjà près d'un an, qu'un peu par hasard, je m'intéressais au phénomène un peu sulfureux de la collapsologie. Mais attention, lorsque l'on glisse son doigt dans l'engrenage collapsologique voire survivaliste, celui-ci nous attire inexorablement, sans recul possible, vers un gouffre vertigineux d'informations et de connaissances qui malheureusement finit toujours vers un scénario catastrophiste de fin du monde.

Tout débute en 1968, où l'on voit se créer un groupe international de chercheurs, experts, grands industriels, dont le but est l'étude de l'évolution du monde pris dans sa globalité pour tenter de cerner les limites de la croissance : Le Club de Rome.

C'est en 1972 que paraît le fameux « rapport Meadows », écrit par une équipe de chercheurs du MIT (Massachussetts Institute of Technology), constitué pour l'occasion à la demande des membres du Club de Rome. Ces chercheurs du MIT ont créé une modélisation du monde, en incluant de nombreuses variables interdépendantes telles que la population globale, la superficie cultivable, les ressources naturelles, la production industrielle, la pollution, etc.

Sa conclusion est sans appel : la croissance matérielle perpétuelle ne peut conduire qu'à un effondrement. L'effondrement n'est pas la fin de l'humanité, mais la diminution brutale de la population, liée à la dégradation des conditions de vie. Yves Cochet, ancien ministre de l'environnement et président de l'Institut Momentum, propose la définition suivante :

« L'effondrement est le processus à l'issue duquel les besoins de base (eau, alimentation, logement, habillement, énergie, etc.) ne sont plus fournis (à un coût raisonnable) à une majorité de la population par des services encadrés par la loi. »

L'écrivain américain Jared Diamond (cité par notre premier ministre Edouard Philippe) a publié en 2005 un essai, « *Effondrement : Comment les sociétés décident de leur disparition ou de leur survie* (*Collapse : How Societies Choose to Fail or Survive*) ».

Il y décrit comment et pourquoi certaines sociétés du passé se sont effondrées, comme les Mayas, les habitants de l'Île de Pâques, les Vikings. On y retrouve surtout des facteurs comme la surpopulation, la diminution des ressources et la dégradation environnementale.

Même si les « prophètes de malheur » ont toujours existé, de nombreuses études scientifiques, depuis 50 ans, convergent toutes à plus ou moins long terme vers cette théorie de l'effondrement, et c'est finalement une issue relativement instinctive.

La croissance « infinie » (population, production, consommation, marchés boursiers ...) et un monde « fini » (ressources naturelles et surface habitable) sont évidemment incompatibles.

Comme l'évoque Jean-Marc Jancovici, ingénieur et conférencier français, spécialiste de l'énergie et du climat, en 1900 il y avait environ un milliard d'individus sur cette planète, et la terre faisait 13000 km de diamètre, la population a doublé en 1940, et quadruplé en 1970, puis s'est multipliée par 8 en 2020, et la terre fait toujours 13000 km de diamètre.

Je pense souvent aux boîtes rondes, dites « de Petri », vases clos dans lesquels on met en culture les micro-organismes telles les bactéries. Celles-ci, sur leur milieu de culture riche en ressources, se multiplient, de plus en plus, mais quand les ressources sont toutes consom-

mées, elles disparaissent totalement. La terre est-elle notre boîte de Petri ?
A plus grand échelle, on évoque souvent la triste histoire des rennes de l'île Saint-Matthieu, une terre de 357 km^2 située quelque part à l'ouest des côtes de l'Alaska. En 1944, dix-neuf garde-côtes américains y débarquent avec vingt-neuf rennes comme garde-manger, ils quittent l'île quand les alliés gagnent la guerre, sans avoir eu besoin de tuer un seul renne. Ceux-ci se retrouvent seuls, paisibles, vivant de lichen (leur plat préféré) et d'eau fraîche.
En 1957, David Klein, un biologiste, va étudier cette population de rennes, il dénombre 1350 individus. En 1963, il y en a 6000, en pleine santé. David Klein ne repassera sur l'île que trois ans plus tard, il ne comptera plus que quarante-deux rennes : quarante et une femelles, et un mâle stérile.
En 2018, le GIEC (groupe intergouvernemental d'experts sur l'évolution du climat), dont un des membres est Pablo Servigne, auteur de nombreux ouvrages à succès sur l'effondrement, tire le signal d'alarme à propos des conséquences du changement climatique et sur l'accélération du réchauffement lié à l'industrialisation et à la surproduction de CO2, et des conséquences néfastes sur la population. Pablo Servigne ira jusqu'à annoncer

en 2019 un effondrement imminent, probablement pour 2020.

Voilà maintenant quelques années que l'on parle de septième extinction de masse, à l'échelle planétaire. Les biologistes et autres experts nous alarment sur le fait qu'en quarante ans, 50% des animaux ont disparu. On impute sans grand mystère ces disparitions à la perte et à la dégradation de l'habitat des animaux, au recul de leur territoire, sous l'effet de l'expansion mercantile de l'agriculture, de l'exploitation forestière, de l'urbanisation et de l'extraction minière. L'industrialisation, surexploitant l'espace vivable, entraîne une sur-pollution, le réchauffement climatique, la disparition des espèces et l'avènement des maladies.

Pour exemple, Milan et Turin sont parmi les dix villes les plus polluées d'Europe, et l'on y constate malheureusement l'hécatombe liée à l'épidémie de covid-19.

En effet, il est bien démontré que la raréfaction de l'habitat naturel des animaux les force à plus de promiscuité, on comprend mieux comment un virus peut être issu du pangolin (l'animal le plus braconné au monde !) et de la chauve-souris. On retrouve volontiers ces espèces dans les tristement fameux *wet market*, marchés à ciel ouvert, en Chine, où toutes sortes d'animaux sont entassés, dépecés et vendus, le tout dans une hygiène plus que douteuse (pour y avoir été). Ces *wet market*, qui sont à l'origine de la majorité des grandes épidémies depuis vingt ans (SRAS en 2003).

Que faire ?
Pour cette pandémie du SARS COVID19, les Coréens du sud nous ont bien démontré que l'urgence consiste d'abord à dépister massivement, à confiner les personnes fragiles, à isoler et à traiter les personnes contaminées.
Et une chose est sûre, c'est que face à un tel ennemi, tous les laboratoires de recherche du monde travaillent de concert nuit et jour, oubliant leurs rivalités, et étudiant ce virus, pour rapidement sans nul doute découvrir un traitement et/ou un vaccin, pour enfin éradiquer ce fléau, comme a été éradiquée la variole en 1980.
Quel hasard, on constate que lors des quinze premiers jours de confinement (mesure un peu moyenâgeuse mais mécaniquement efficace), l'eau des canaux de Venise s'est éclaircie…
On peut espérer qu'à l'issue (que l'on espère heureuse) de cette pandémie tragique, certaines « bonnes » décisions seront prises, pour le bien de l'humanité.
En attendant, prenez soin de vous !

Pierre-Etienne Benkö
Chirurgien Orthopédiste

DANS VIRUS...
IL Y A SURVI(E)...

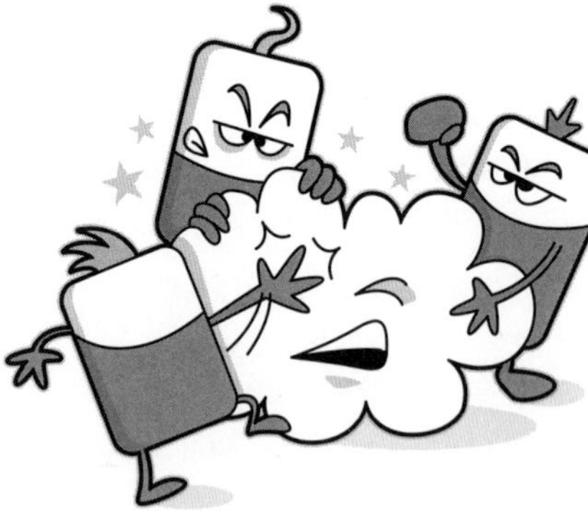

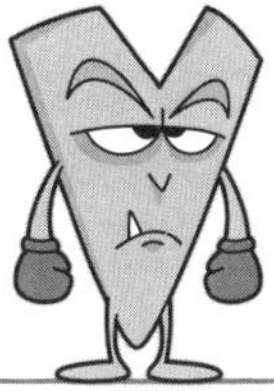

INTRODUCTION

Début d'une nouvelle ère… Les écoles sont fermées, les cafés, les restaurants, les bars sont rideaux baissés. Sans serrer une poignée de main, sans embrasser nos amis. Sans aller rendre visite à nos parents, nos grands-parents, tout simplement notre famille. Les sorties entre copains sont annulées, les repas de famille n'existent plus. Cinéma, concert, théâtre, discothèque… Les activités sociales sont à l'arrêt. Sans se dépenser dans une salle de sport, le corps ne sait plus…

Il faut combattre ce virus…

La mesure est totalement inédite dans l'histoire de France. Jamais le pays n'avait en effet demandé à ses citoyens de se confiner à leur domicile à longueur de journée, comme c'est le cas depuis le mardi 17 mars 2020 à midi.

Les Français doivent rester à leur domicile et limiter leurs déplacements aux trajets nécessaires. Une sorte de mise sous cloche du pays qui a pour but d'éviter les contacts et, donc, la transmission du Covid-19.

Il existe plusieurs types de virus… Comment combattre les virus ? Est-il d'ailleurs possible de les combattre ?
Devons-nous et pouvons-nous renforcer notre système immunitaire ? L'alimentation peut-elle booster nos anti-corps ? Faut-il faire une activité physique pour éviter les infections ?

Pour que notre système immunitaire fonctionne le mieux possible, c'est tout un mode de vie qui doit être équilibré.

Quelques grandes règles sont à respecter : adopter une alimentation équilibrée, éviter les carences en vitamines et en nutriments, mais attention, il est inutile, voire dangereux, de prendre des compléments vitaminiques si nous ne sommes pas en carence ! Avoir un sommeil réparateur, éviter les situations stressantes, éviter de fumer et de boire trop d'alcool, se faire vacciner si cela est possible et se laver les mains régulièrement.

Activité physique et alimentation équilibrée jouent un rôle essentiel sur notre santé. Elles diminuent le risque de développer certaines maladies chroniques et augmentent par conséquent l'espérance de vie. En effet, les aliments apportent l'énergie nécessaire au bon fonctionnement de nos cellules et permettent le développement harmonieux de notre corps. Ce sont les protéines, les glucides et les lipides qui vont être nos principales sources énergétiques. Les fibres, les minéraux et les vitamines ont toute leur place dans notre organisme car ils contribuent également au bon fonctionnement de nos cellules. C'est pourquoi il est essentiel de surveiller ce que nous mangeons tant en termes de qualité que de quantité. Une alimentation saine, équilibrée en fonction de nos besoins, est primordiale. Une alimentation équilibrée, c'est éviter aussi tous les plats transformés, reconstitués, et privilégier les aliments de nos petits producteurs !
Manger équilibré et sainement permet d'équilibrer notre poids mais surtout d'éviter l'apparition de patho-

logies chroniques. Ces pathologies augmentent les risques d'être atteint de certaines infections :

- les maladies cardiovasculaires ;
- le diabète de type 2, le surpoids, l'obésité ;
- l'hypertension artérielle ;
- certains cancers ;
- l'ostéoporose ;
- l'asthme ;
- les troubles pulmonaires.

Ainsi l'alimentation peut venir soutenir le système immunitaire afin de lui donner quelques armes nécessaires contre bactéries et virus. La revue de littérature est pauvre à ce niveau, mais rien n'empêche de favoriser les aliments riches en antioxydants permettant de lutter contre les infections. Manger gourmand mais utile, bouger un minimum de trente minutes par jour et dormir au moins sept heures afin de régénérer notre organisme.

Retenez aussi que les meilleures protections sont des mesures d'hygiène, et les « gestes barrières » face à une pandémie sont à adopter pour bien se protéger.

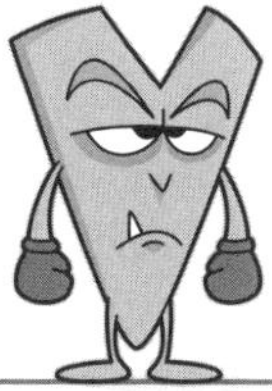

1

HISTOIRE DE LA VIROLOGIE

1.1 NAISSANCE DE LA VIROLOGIE

Bien qu'en 1883 Louis Pasteur cultivât déjà le rhabdovirus (le virus de la rage) dans le tissu nerveux du lapin, le terme de « virus », utilisé par le docteur Jean Hameau en 1837 dans son exposé *Réflexion sur les virus* présenté devant la Société Royale de Médecine de Bordeaux, n'a alors pas de sens précis et désigne tout agent pathogène.

A cette époque, l'isolation des agents infectieux était réalisée grâce au filtre en porcelaine de Charles Chamberland (l'un des collaborateurs de Louis Pasteur), mis au point en 1884 et qui avait pour propriété de pouvoir retenir les bactéries. Les virus, eux, restaient totalement inconnus, car les chercheurs n'imaginaient pas qu'il puisse exister un micro-organisme en moyenne mille fois plus petit qu'une bactérie.

1.2 LA MALADIE DE LA MOSAÏQUE DU TABAC

On attribue à Dimitri Ivanovsky (1864-1920), biologiste et botaniste russe, la découverte des virus. Il est considéré comme le père de la virologie, et bien qu'il n'ait pas reçu de son vivant la reconnaissance qu'il méritait pour ses découvertes, l'URSS a créé à Moscou l'Institut

Ivanovsky de Virologie en l'honneur de son travail, et l'Académie des Sciences Médicales décerne chaque année le prix Ivanovsky pour le meilleur travail de l'année en virologie.

Dimitri Ivanovsky est né près de Saint-Pétersbourg le 28 octobre 1864. Il a soutenu sa thèse « Sur deux maladies des plantes de tabac », et a obtenu son diplôme de sciences en 1888 à l'université de Saint-Pétersbourg. Il s'est préparé à une carrière dans l'enseignement universitaire et a travaillé au laboratoire de botanique.
Encore étudiant, Ivanovsky a été chargé en 1887 et en 1890, par le ministère russe de l'agriculture, d'enquêter sur les causes d'une maladie atteignant les plantations de tabac. Il s'est appuyé sur les travaux antérieurs d'Adolf Mayer, qui avait commencé ses recherches sur les maladies du tabac en Hollande en 1879. Il a été le premier à lui donner un nom permanent et a réalisé la première transmission expérimentale d'une maladie virale chez les plantes.

Dans un article présenté le 12 février 1892 devant l'Académie des sciences de Saint-Pétersbourg, Ivanovsky a rapporté que la maladie de la mosaïque du tabac était causée par un agent infectieux filtrable, car après avoir filtré le jus de plante malade et inoculé le filtrat dans

des plantes saines, il a constaté que celles-ci tombaient malades. Il en a conclu que le filtrat pouvait contenir un agent infectieux plus petit qu'une bactérie.
Martinus Beijerinck fut le troisième scientifique à étudier la maladie de la mosaïque du tabac à la fin du XIXe siècle. Il a découvert en 1898 que cet agent causal était certes filtrable, mais il a étendu ses recherches et a démontré que l'agent infectieux était capable de se multiplier dans les plantes vivantes, c'est l'hypothèse du « contagium vivum fluidum » (vie contagieuse).

Ainsi, la maladie de la mosaïque du tabac a joué un rôle majeur dans les origines de la virologie. Dans une petite série d'étapes allant de Mayer à Ivanovsky et à Beijerinck, le concept d'un agent filtrable, trop petit pour être observé au microscope optique mais capable de provoquer des maladies en se multipliant dans les cellules et les tissus vivants, est né.

1.3 L'EXPANSION DE LA VIROLOGIE

A partir de 1892, date à laquelle Dimitri Ivanovsky a démontré que les virus pouvaient traverser les filtres de porcelaine de Chamberland, on peut désormais distinguer par leur taille les deux catégories d'organismes : bactéries et virus.

Désormais un certain nombre de découvertes vont se succéder.

En 1902, Walter Reed et James Carroll, deux médecins américains qui travaillent à Cuba, démontrent que la maladie de la fièvre jaune est d'origine virale. À la fin des années 1920, le flavivirus ou virus amaril est isolé en tant que virus occasionnant la maladie de la fièvre jaune, qui provoque une hépatonéphrite pouvant évoluer vers un syndrome hémorragique. C'est un moustique du genre Aedes qui est le vecteur de ce virus.

En 1903, la découverte de la possibilité d'utiliser des filtres à pores de dimensions précises, pour évaluer la grandeur des particules virales, est attribuée à Paul Remlinger, biologiste français, notamment en ce qui concerne le virus de la rage.

En 1909, c'est Constantin Levaditi, médecin et microbiologiste roumain, qui isole le virus de la poliomyélite et qui en fait la culture dans des ganglions de singe in vitro. Il est nommé professeur à l'Institut Pasteur en 1926.

En 1917, Félix d'Hérelle, microbiologiste franco-canadien, alors qu'il étudiait à Paris une épidémie de dysenterie, découvre des virus pathogènes s'attaquant aux bactéries, qu'il nomme les bactériophages. Il a également reçu la médaille d'or de la Royal Society of Asia pour avoir vaincu le choléra en Inde en traitant un grand nombre de malades grâce à l'ingestion de bactériophages : c'est la phagothérapie. Son principe est l'utilisation de virus bactériophages afin de traiter certaines maladies infectieuses d'origine bactérienne.

En 1930, Max Theiler, médecin américain d'origine sud-africaine, professeur de médecine tropicale à Harvard dès 1923, découvre le premier vaccin contre la fièvre jaune. Il recevra le prix Nobel de physiologie en 1951.

En 1935, Wendell Meredith Stanley, biochimiste et virologue américain, isole, grâce à ses recherches en stéréochimie, les composants (protéines et acide nucléique) du virus de la mosaïque du tabac. En 1948, il est recruté comme professeur de biochimie et directeur du laboratoire de virologie de l'Université de Berkeley.

En 1937, le premier vaccin antigrippal est mis au point par le virologue américain Thomas Francis.

En 1939, la première photo d'un virus est réalisée grâce au microscope électronique inventé par le physicien allemand Ernst Ruska en 1933. Le principe du microscope électronique est d'utiliser des électrons, car leur longueur d'onde est cent mille fois plus courte que celle des photons, ainsi les images obtenues sont plus détaillées et ne sont pas limitées par la longueur d'onde de la lumière. Il a reçu le prix Nobel de physique en 1986.

En 1949, John Enders, biologiste américain mais également homme d'affaires, réalise à grande échelle la culture cellulaire afin d'augmenter la production de virus destinés à la création de nombreux vaccins antiviraux tels que le premier vaccin contre la rougeole. Il reçoit le prix Nobel de médecine en 1954 pour ses travaux sur l'isolation et les méthodes de culture du poliovirus.

En 1952, les chercheurs Alfred Hershey et Martha Chase étudient le virus bactériophage appelé le phage T2. Ce virus est capable d'infecter une bactérie de type Escherichia coli en se fixant sur sa membrane externe et en injectant son matériel génétique dans la cellule bactérienne. Par leurs travaux, ils ont confirmé que l'ADN constitue le support de l'hérédité, et que l'acide nucléique viral est responsable de l'activité infectieuse d'un virus.

En 1962, le chercheur français André Michel Lwoff met au point une classification (taxonomie) des virus sur des critères moléculaire et génétique. On détaillera une classification par type de génome (virus à ADN et virus à ARN), ainsi qu'une classification par type de capside (cf. chapitre sur la classification des virus).

En 1976, Philippe Maupas, professeur de microbiologie et doyen de la Faculté de Pharmacie de Tours, découvre le premier vaccin contre l'hépatite B, et confirme la relation entre le virus de l'hépatite B et le cancer primitif du foie.

C'est en 1980 que la variole, maladie épidémique hautement contagieuse aiguë, entraînant fièvre et éruption cutanée causée par le virus variolique, a été éradiquée grâce à une campagne de vaccination mondiale menée par l'OMS entre 1966 et 1980.

En 1983, Luc Montagnier, biologiste et virologue berrichon, découvre le virus de l'immunodéficience humaine (VIH), responsable du sida (syndrome d'immunodéficience acquise). Il est le premier chef du nouveau département sida et rétrovirus de l'Institut Pasteur à Paris qu'il dirige de 1991 à 1997. Il reçoit le prix Nobel de médecine en 2008.

En 2003, l'équipe du professeur Didier Raoult découvre un virus géant, le mimivirus (mimicking microbe virus), d'abord identifié comme une bactérie en 1992, qui contient à la fois de l'ADN et de l'ARN.
La même équipe découvre en 2008 un virus encore plus gros, le mamavirus, capable d'infecter d'autres virus pour se répliquer.

En 2002, un nouveau virus apparaît. Le syndrome respiratoire aigu sévère lié à un coronavirus ou plus simplement syndrome respiratoire aigu sévère (SRAS) est une maladie infectieuse des poumons (pneumonie) due au virus SARS-CoV du genre des coronavirus.
Il est apparu pour la première fois en Chine en novembre 2002, et a provoqué une épidémie en mai 2003.
Le diagnostic d'une infection par le SARS-CoV repose sur l'examen clinique, les signes radiologiques et le fait d'avoir voyagé dans un pays où le virus a été détecté.

Le symptôme le plus habituel du syndrome respiratoire aigu sévère est une fièvre supérieure à 38 °C apparaissant assez brutalement après une période d'incubation de deux à dix jours. Cependant, cette fièvre peut être absente au début de la maladie ou chez des patients porteurs d'une autre pathologie altérant les réactions fébriles. La fièvre peut être associée à des frissons, myalgies, céphalées, un malaise général. La symptomatologie initiale ressemble surtout à un tableau de pneumopathie atypique. Une toux productive, une dysphagie douloureuse, des nausées et vomissements sont plus rares. La diarrhée a été un symptôme fréquent dans un foyer épidémiologique rapporté à Hong Kong mais semble rare dans les autres groupes qui ont été décrits. L'auscultation pulmonaire peut trouver des râles inspiratoires au niveau des bases mais il n'existe habituellement pas de sibilance.

Les coronavirus humains OC43 et 229E sont responsables d'épidémies hivernales survenant principalement dans de petites communautés (internats, écoles, familles…) durant en général quelques semaines. La contamination humaine se fait par inhalation de gouttelettes de salives infectées ou par contact direct avec les sécrétions nasales.

Le syndrome respiratoire aigu sévère est une maladie infectieuse nouvelle identifiée pour la première fois en février 2003, mais présente en novembre 2002 dans la province du Guangdong (Chine). L'infection se propage à Hong Kong, région pourtant proche du foyer initial, suggérant une faible contagiosité du virus. Les épidémies qui ont suivi sont restées limitées à des groupes familiaux résidant dans des zones de forte densité de population, à des hôtels (Hong Kong) ou à des hôpitaux (Hanoï, Toronto). Cette extension limitée est un argument en faveur de la faible transmissibilité du virus. Comparé aux virus grippaux capables d'infecter rapidement des millions de personnes dans le monde, le virus du SRAS ne semble pas se propager rapidement. À ce jour, une seule épidémie a eu lieu, en 2003, touchant au moins 8 000 personnes, un certain nombre de cas secondaires n'ayant probablement pas été identifiés. L'année suivante, en 2004, neuf cas ont été signalés, uniquement en Chine. Cette année-là, les cas index étaient systématiquement décrits chez des personnes travaillant dans des laboratoires étudiant le virus responsable du syndrome respiratoire aigu sévère (étudiante en virologie, chercheur contractuel). Ces cas index étaient à l'origine de la contamination des autres personnes touchées (parents, infirmières, etc.).

EN RÉSUMÉ...

- 1837 : le terme de « virus » n'a pas de sens précis et désigne tout agent pathogène.
- On attribue à Dimitri Ivanovsky, biologiste russe, la découverte des virus. Il sera considéré comme le père de la virologie. L'URSS crée l'institut Ivanovsky de virologie à Moscou. Chaque année, le prix Ivanovsky est décerné au meilleur travail de l'année en virologie.
- De 1887 à 1890, Dimitri Ivanovsky réalise une première transmission expérimentale d'une maladie virale chez les plantes. Le 12 février 1892, il met alors en évidence un agent infectieux plus petit qu'une bactérie.
- 1892 : distinction de deux catégories d'organismes : bactéries et virus.
- 1898 : Martinus Beijerinck découvre que ce même agent infectieux découvert par Dimitri Ivanovsky est capable de se multiplier : hypothèse du « contagium vivum fluidum » (vie contagieuse).
- 1909 : le virus de la poliomyélite est isolé.
- 1917 : découverte des virus pathogènes s'attaquant aux bactéries, nommés les bactériophages ; traitement des malades par bactériophages (= phagothérapie).
- 1930 : premier vaccin contre la fièvre jaune.
- 1937 : premier vaccin antigrippal.

- 1939 : première photo d'un virus grâce au microscope électronique.
- 1949 : culture cellulaire afin d'augmenter la production de virus destinés à la création de vaccins antiviraux.
- 1952 : confirmation que l'ADN constitue le support de l'hérédité et que l'acide nucléique viral est responsable de l'activité infectieuse d'un virus.
- 1962 : classification des virus (virus à ADN et ARN).
- 1976 : premier vaccin contre l'hépatite B.
- 1983 : découverte du virus de l'immunodéficience humaine (VIH) responsable du sida.
- 2002 : découverte du SRAS.
- 2003 : découverte du mimivirus.
- 2008 : découverte du mamavirus.
- 2019/2020 : découverte du SARS-CoV-2.

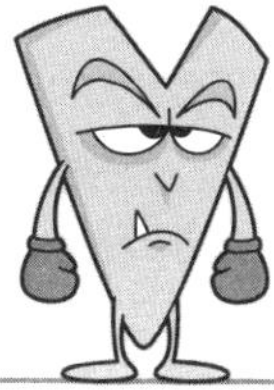

2

QU'EST-CE QU'UN VIRUS ?

Un virus est un micro-organisme microscopique, qualifié d'agent infectieux, dont le nom est issu du latin « uirus » (suc, jus, humeur, venin, poison, mauvaise odeur, infection).
Contrairement aux bactéries, sa structure est simple et limitée à peu d'éléments : un génome, une capside et parfois une enveloppe.

2.1 LE GÉNOME

Le génome est le patrimoine génétique d'une espèce. Il peut être monocaténaire (à simple brin) ou bicaténaire (à double brin). Il est constitué par l'ensemble des chromosomes et des gènes : l'ADN (acide désoxyribonucléique) et l'ARN (acide ribonucléique).
L'ADN est une séquence de quatre bases azotées différentes (les nucléotides), l'adénine (A), la cytosine (C), la thymine (T) et la guanine (G). Dans l'ARN, la thymine est remplacée par l'uracile (U).
L'ordre et la manière dont ces bases sont organisées constituent le code génétique.
Dans la classification des virus, il existe des virus à ADN (varicelle, variole, etc.), et des virus à ARN (grippe, rougeole…). Les virus à ARN sont davantage sujets aux variations génétiques (hépatite C, VIH) que les virus à

ADN, et ont un code génétique plus restreint : ils sont constitués de moins de paires de bases azotées.

2.2 LA CAPSIDE

La capside est une structure protéique stable qui a pour rôle de protéger le génome viral. On appelle nucléocapside l'ensemble capside + génome. La forme de la nucléocapside est différente d'un virus à l'autre, elle peut être hélicoïdale tubulaire ou polyédrique.

2.3 L'ENVELOPPE

Certains virus (par exemple celui de la grippe) possèdent une enveloppe, les autres sont qualifiés de virus nus. Une fois le virus multiplié dans la cellule, celui-ci emprunte une partie de la membrane cellulaire en sortant de celle-ci : il devient alors « enveloppé ».
Les virus enveloppés sont plus fragiles que les virus nus, car ils perdent leur capacité infectieuse si leur enveloppe se dégrade. L'enveloppe peut être détruite par des agents extérieurs comme la chaleur ou l'acidité gastrique.

A titre d'exemple, on ne retrouve pas de virus de la grippe dans les selles, contrairement au poliovirus qui est nu. Cela va directement permettre d'expliquer les différents modes de contamination (contamination oro-fécale pour le poliovirus).

2.4 CLASSIFICATION DES VIRUS

Il existe deux grandes méthodes complémentaires de classification :

- La classification Baltimore, basée sur le génome, sépare les virus à ADN et les virus à ARN.
  Celle-ci a été soumise par David Baltimore, un biologiste américain, lauréat du prix Nobel de médecine en 1975 pour sa découverte de la transcriptase inverse, une enzyme qui rétrotranscrit l'ARN viral en ADN.
- La classification de l'ICTV (International Committee on Taxonomy of Viruses) qui rappelle la classification des êtres vivants, c'est-à-dire par ordre, famille, sous-famille, genre et espèce.

De façon simplifiée, les critères de classification sont la nature du génome (ADN ou ARN), le type de capside (hélicoïdale tubulaire ou polyédrique) et le caractère nu ou enveloppé du virus.

2.5 LES VIRUS À ADN

- **Virus nus** :
  - Adenovirus (Adenoviridae), Papillomavirus (Papillomaviridae), Polyomavirus (Polyomaviridae), Parvovirus (Parvoviridae).

- **Virus enveloppés** :
  - Herpèsvirus (Herpesviridae)
  - Herpes simplex virus 1 et 2 (HSV-1, HSV-2)
  - Virus varicelle-zona (VZV)
  - Cytomegalovirus (CMV)
  - Virus Epstein-Barr (EBV)
  - Herpèsvirus humains 6, 7 et 8 (HHV-6, HHV-7, HHV-8)
  - Hépadnavirus (Hepadnaviridae)
    - Virus de l'hépatite B (HBV, VHB)
  - Poxvirus (Poxviridae)

2.6 LES VIRUS À ARN

- **Virus nus :**
  - Picornavirus (Picornaviridae)
    - *Poliovirus*
    - *Coxsackievirus*
    - *Echovirus*
    - *Virus de l'hépatite A (HAV, VHA)*
  - Calicivirus (Caliciviridae)
  - Hepevirus (Hepeviridae)
  - Virus de l'hépatite E (HEV, VHE)
  - Rotavirus (famille des Reoviridae)

- **Virus enveloppés :**
  - Orthomyxovirus (Orthomyxoviridae)
    - *Virus grippaux (influenza) A, B, C*
  - Paramyxovirus (Paramyxoviridae)
    - *Virus parainfluenza 1 à 4*
    - *Virus des oreillons*
    - *Virus de la rougeole*
    - *Virus respiratoire syncytial (RSV)*
  - Coronavirus (Coronaviridae)
  - Rhabdovirus (Rhabdoviridae)
    - *Virus de la rage*
  - Togavirus (Togaviridae)
    - *Virus de la rubéole*

- Flavivirus (Flaviviridae)
    - *Virus de l'hépatite C (HCV, VHC)*
- Arenavirus (Arenaviridae)
    - *Virus de la chorioméningite lymphocytaire*
    - *Virus de la fièvre de Lassa*
- Filovirus (Filoviridae)
    - *Virus Marburg*
    - *Virus Ebola*
- Hantavirus (famille des Bunyaviridae)
- Rétrovirus (Retroviridae)
    - *HTLV-1 et 2*
    - *HIV-1 et 2 (VIH-1 et 2)*
- Virus delta ou de l'hépatite D (HDV)

2.7 LE CYCLE VIRAL

Contrairement à une bactérie, un virus ne peut pas de lui-même produire un autre virus. En effet, sa structure est trop simple et il ne possède ni la matière première (acides aminés, acides gras), ni le système d'extraction de cette matière première indispensable. Il n'a d'ailleurs pas non plus de source ni de réserve d'énergie, ni même d'enzymes de synthèse.

Pour se multiplier, il doit donc injecter son génome dans une cellule qui, elle, possède toutes les ressources nécessaires pour produire de nouveaux virus.

Les étapes essentielles à la multiplication virale sont l'attachement, la pénétration, la décapsidation, la réplication, l'assemblage et la libération.

Lors de l'attachement, le virus se dépose et rentre en contact avec la membrane cellulaire par l'intermédiaire de sa capside (pour les virus nus) ou par son enveloppe (pour les virus enveloppés), grâce à des récepteurs spécifiques. Le caractère spécifique de ces récepteurs permet d'expliquer le tropisme préférentiel de certains virus sur un hôte plutôt que sur un autre.

La phase de pénétration du virus dans la cellule s'opère par endocytose (mécanisme de transport des molécules ou des particules vers l'intérieur de la cellule) ou par fusion enveloppe-membrane en fonction du type de virus (nu ou encapsulé).

Une fois à l'intérieur de la cellule, la structure du virus est détruite, c'est la décapsidation, libérant ainsi le génome viral, qui va entrer en contact avec l'usine de synthèse cellulaire.

Le génome viral va pouvoir remplacer celui de la cellule dont la machinerie de synthèse va alors fabriquer des copies du virus. L'information génétique virale va être lue et des protéines virales vont être produites comme la capside, le génome ou les glycoprotéines d'enveloppe : c'est l'étape de la réplication virale.

Les différents éléments viraux constitutifs, une fois synthétisés, sont assemblés : le génome viral va regagner sa capside, c'est l'encapsidation, ce qui aboutit à la formation de 100 à 1000 nouveaux virus constitués.

La libération des virus en dehors de la cellule s'opère par éclatement de la cellule en ce qui concerne les virus nus. Les virus enveloppés se libèrent par bourgeonnement, en empruntant à la cellule un peu de sa membrane.

2.8 PHYSIOPATHOLOGIE DES INFECTIONS VIRALES

Il y a plusieurs niveaux d'interaction entre les virus et les hôtes qu'ils infectent. Ces interactions complexes ont pour conséquence différents types de pathologies selon les virus, le type d'organe atteint et selon la réponse immunitaire de l'hôte. Nombreuses infections virales sont éradiquées par l'organisme, tandis que d'autres persistent et peuvent induire des maladies chroniques, voire des cancers.

2.8.1 QUELQUES DÉFINITIONS

- **Un virus pathogène** est un virus capable d'induire des signes cliniques donc une maladie avec des symptômes.
- **Une infection virale** peut être asymptomatique. Un organisme infecté peut produire abondamment des virus sans développer de maladie clinique.
- **Un virus cytolytique** est un virus dont la réplication virale induit la destruction de la cellule qu'il a infectée.
- **La virulence** est l'aptitude d'un virus à provoquer des troubles graves. Elle peut être liée à la souche de virus : la maladie virale peut être plus ou moins sévère selon les souches virales.

2.8.2 PROPAGATION DES VIRUS DANS L'ORGANISME

Les portes d'entrée des virus

La peau constitue a priori une barrière du fait de cellules mortes qui ne peuvent être le support de la réplication virale, cependant les virus peuvent pénétrer par voie cutanée en cas :

- d'abrasions ou de lésions (ex. : variole, molluscum contagiosum);
- de piqûres d'insectes (ex. : arbovirus, flavivirus : virus de la fièvre jaune) ;
- de morsures d'animal (ex. : rage);
- de piqûres par aiguilles ou tatouages (ex. : HBV, fièvres hémorragiques).

La voie sanguine :

- par transfusion de globules ou plasma (ex. : HBV, HCV, VIH) ;
- par toxicomanie intraveineuse (ex. HBV, HCV, VIH).

La conjonctive :

- piscines, contacts accidentels, mains souillées (ex. : HSV, VZV, adénovirus, entérovirus).

La voie respiratoire :

- Les virus qui sont excrétés dans l'air ambiant sont inhalés par aérosol. Le tractus respiratoire est a priori constitué d'une barrière : le mucus, qui s'oppose à l'implantation d'agents pathogènes ; il est secrété par les cellules caliciformes, il peut contenir des IgA spécifiques. Le bon état général de l'épithélium nasal est un des facteurs de protection contre les infections des voies respiratoires. Les macrophages de l'arbre respiratoire ont pour rôle la destruction des virus, notamment les macrophages des alvéoles pulmonaires.

Certains virus induisent des infections respiratoires hautes qui restent localisées (ex. : les rhinovirus, responsables de rhumes). D'autres virus peuvent diffuser à tout l'arbre respiratoire : larynx, trachée, bronches, poumons (ex. : virus de la grippe, parainfluenzae, virus respiratoire syncytial ou VRS).

Enfin, certains virus pénètrent par voie respiratoire où ils peuvent établir une infection localisée. Ils diffusent ensuite à tout l'organisme (ex. : virus de la rougeole).

La voie génitale :

- De nombreuses infections virales sont des infections sexuellement transmises (IST). Certains virus sont présents dans les lésions (lésions génitales dues à HSV-1 ou HSV-2). D'autres virus peuvent être présents dans les sécrétions génitales (sperme, sécrétions vaginales) sous forme de particules virales libres (VIH, VHB, VHC) ou sous forme intégrée dans des lymphocytes et des monocytes circulants (VIH, CMV).

Les voies de dissémination

La diffusion des virus dans l'organisme se fait par voie lymphatique : ce sont les macrophages qui véhiculent les virus jusqu'aux tissus, organes lymphoïdes périphériques proches de la porte d'entrée (ganglions, amygdales, plaques de Peyer…). La diffusion aux ganglions est essentielle puisqu'ils vont être le site d'une réplication virale permettant une amplification du nombre de virus qui vont pouvoir diffuser par voie sanguine. La virémie définit la présence de virus dans le sang, soit sous forme de particules virales libres dans le plasma (poliovirus, flavivirus, VHB, VHC, VIH), soit sous forme associée aux leucocytes (rougeole), aux macrophages (VIH), aux lymphocytes (EBV, VIH), aux érythrocytes (virus de la vallée du Rift).

La virémie est maintenue par la réplication dans d'autres organes qui ont été infectés. De nombreux virus peuvent se multiplier dans le foie, la rate, la moelle, les endothéliums des vaisseaux. La virémie peut aussi être entretenue par une réplication virale au sein des leucocytes eux-mêmes (CMV, EBV, VIH).

DIFFUSION DES INFECTIONS VIRALES

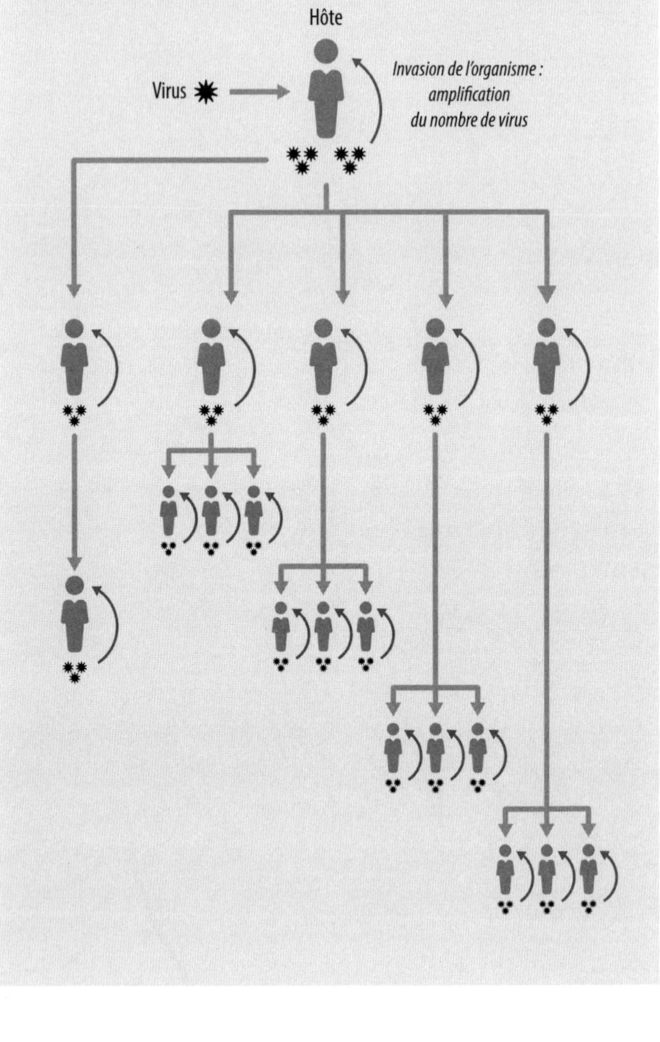

L'atteinte de l'organe-cible

Les voies sanguine et lymphatique vont permettre l'acheminement des virus vers l'organe-cible qui peut être :

La peau

Macules, papules, vésicules sont dues à des infiltrats cellulaires et/ou à la réplication virale locale (ex. : varicelle). Dans le cas de la rougeole, la physiopathologie de l'infection est différente, le rash est dû à la réponse immunitaire inflammatoire (présence de complexes Antigènes/Anticorps).

Le système nerveux central

Certains virus peuvent diffuser par voie nerveuse (ex. : la rage, VZV, HSV) et atteindre le cerveau. Les virus polio, les flavivirus et les HSV peuvent induire des lésions cérébrales du fait de réplication virale locale et d'un effet lytique de l'infection virale : nécrose cellulaire, phagocytose par les cellules gliales et infiltration périvasculaire peuvent être associées. La réplication virale n'est pas toujours présente, dans certains cas l'effet délétère est lié à un mécanisme auto-immun (présence d'une réaction inflammatoire locale très forte et absence d'isolement de virus à partir du LCR ; ex. : encéphalite post-rougeoleuse).

Le schéma présentant les mécanismes de diffusion des virus dans l'organisme (p.53) fait apparaître plusieurs étapes de diffusion avec pour chacune une phase de réplication indispensable pour amplifier un stock viral. Plus le nombre d'étapes est élevé et l'atteinte de l'organe-cible tardive, plus l'incubation de la maladie sera longue. A l'inverse, la grippe qui implique une réplication virale au niveau de la porte d'entrée aura un temps d'incubation très court. Le foie peut constituer l'organe-cible, il peut aussi constituer un site de réplication intermédiaire, avec une réplication virale qui sera transitoire. Des sites secondaires de réplications virales sont souvent établis : il s'agit notamment des reins, des glandes salivaires et des poumons qui sont à l'origine d'excrétions virales.

MÉCANISMES DE DIFFUSION DES VIRUS DANS L'ORGANISME

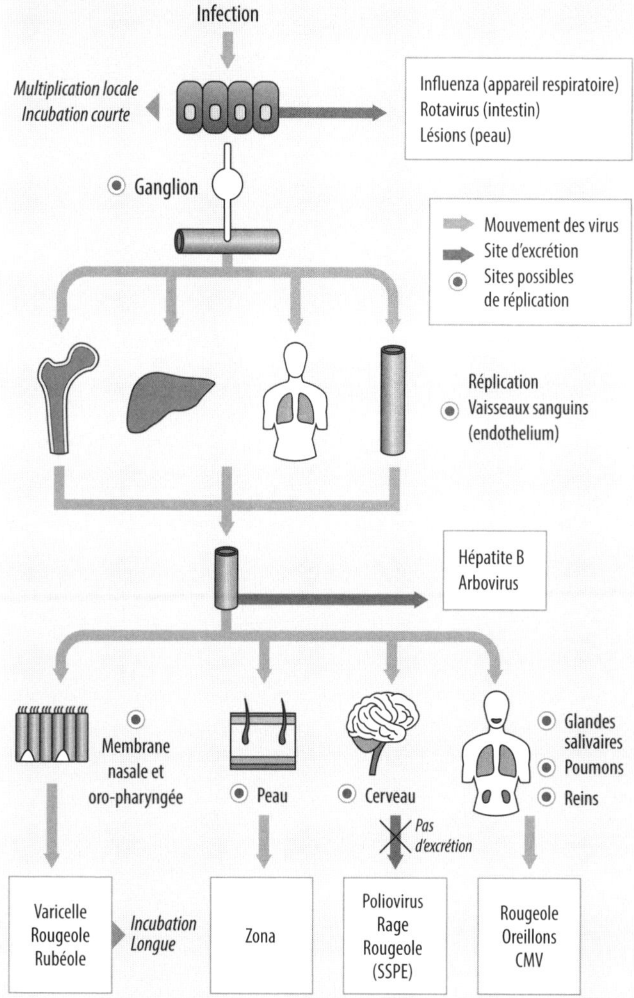

Les voies d'excrétion
L'excrétion de virus par l'organisme infecté constitue la dernière étape du cheminement des virus dans l'organisme. L'objectif est la contamination d'autres sujets pour le maintien de la survie des virus dans la population (maintien de la chaîne épidémiologique). Le sujet infecté doit éliminer du virus (dans le cas de la rage, l'homme n'excrète pas de virus, c'est un hôte accidentel, la chaîne est rompue).

Différents territoires de l'organisme peuvent être porteurs de virus et donc à l'origine de transmissions virales :

La salive
Les glandes salivaires peuvent être un site de réplication virale supplémentaire et diffèrent de l'organe-cible. La salive conduit à des transmissions virales lors de contacts proches (ex. : les baisers : EBV, CMV).

L'arbre respiratoire
Tousser, se moucher, parler diffuse très facilement des virus présents dans la gorge et le tractus respiratoire (ex. : virus respiratoires, rhinovirus, virus grippaux, VRS, autres virus : rougeole, EBV, HSV).

La peau

Lésions (ex. : HSV, Varicelle VZV, rougeole).

Le tube digestif

De très nombreux virus sont présents dans les selles (adénovirus, rotavirus, coxsakievirus, poliovirus, coronavirus, entérovirus).

Le tractus urinaire

Présence de virus dans les urines (ex.: oreillons CMV, rougeole).

Le lait maternel

VIH, HLTV.

Le sang

Et le don d'organe (ex. : VIH, VHB, VHC, CMV, HTLV).

Les sécrétions génitales

Les virus sont présents dans les leucocytes, le liquide séminal, le liquide vaginal, mais aussi dans les cellules muqueuses et le col utérin (ex : HSV 1 et HSV 2, CMV, VHB, VIH).

EN RÉSUMÉ...

Un virus est un agent infectieux qui possède :

- un génome : son patrimoine génétique,
- une capside : structure qui protège le génome,
- une enveloppe : élément le plus externe de certains virus. La présence ou l'absence d'enveloppe règle le mode de transmission des maladies.

Le cycle viral : les virus ne peuvent pas se multiplier par eux-mêmes.

- La multiplication d'un virus consiste en l'introduction du génome viral dans une cellule et c'est elle qui va fabriquer 100 à 1000 nouveaux virus : c'est la réplication.
- Le temps du cycle viral peut varier d'un virus à un autre selon la taille du génome et la complexité du cycle (ex. : 4 à 8 heures pour le poliovirus, plus de 40 heures pour les herpesviridae).

Il existe 6 étapes dans le cycle viral :

1. Attachement : contact du virus avec la cellule.
2. Pénétration : entrée du virus à l'intérieur de la cellule, soit par microphagocytose (pour les virus nus), soit (pour les virus enveloppés) par fusion de l'enveloppe

virale et de la membrane cytoplasmique en une membrane unique, fusion suivie de lyse (trou) qui formera un pore et qui laissera entrer la capside (ex. : virus VIH).

3. Décapsidation : les structures du virus sont dégradées, à l'exception du génome qui entre en contact avec l'usine de synthèse cellulaire.
4. Réplication : le génome viral remplace celui de la cellule ; il va y avoir alors des copies de virus.
5. Assemblage et maturation = encapsidation : nouveaux génomes fabriqués par la cellule, qui s'entourent de nouvelles protéines. Les mécanismes sont plus ou moins complexes en fonction du type de virus.
6. Libération des virus : les nouveaux virus sortent de la cellule par éclatement pour les virus nus, par bourgeonnement pour les virus enveloppés. Une cellule produit de 100 à 1000 virus.

Les portes d'entrée des virus sont la peau, la voie sanguine, la conjonctive, les voies respiratoires, la voie génitale.

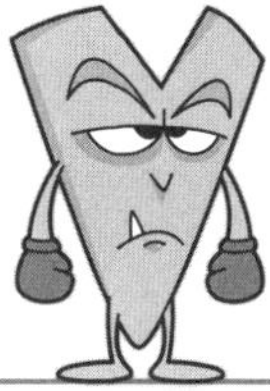

3

LE VIRUS DE LA GRIPPE (INFLUENZA)

La grippe est une infection virale souvent bénigne. Elle peut arriver plusieurs fois dans une vie.
Elle est certes bénigne, mais elle peut malheureusement tuer. Elle est d'autant plus dangereuse chez les personnes vulnérables (personnes âgées, jeunes, maladies chroniques).
Le virus de la grippe est un virus à ARN (comme vu dans la classification précédente).

3.1 DIAGNOSTIC CLINIQUE DE LA GRIPPE

Ce virus est principalement saisonnier et apparaît généralement lors des périodes froides.
Des pandémies mondiales ont eu lieu à plusieurs reprises : en1957 et 1968. La grippe nommée également Influenza est issue d'Italie et rappelle qu'autrefois on croyait qu'elle survenait sous l'influence des astres. C'est une tendance de l'esprit humain d'attribuer au cosmos les grandes épidémies. Souvenez-vous du virus Apollo, l'histoire est originale et très humaine : lorsque Neil Armstrong a fait ses premiers pas sur la lune en juillet 1969, lors de sa mission Apollo, ce fait historique marquant, prodigieux, fantastique, a fait le tour du monde. Quelques jours

après l'évènement, une épidémie virale de conjonctivite hémorragique se répand dans tout le continent africain et au-delà. Alors, les populations font un rapprochement évident entre cette épidémie et le fait d'avoir marché sur la lune... Étrange non ? Le lien leur semble incontestablement indiscutable !
Le personnel médical et scientifique identifie rapidement ce virus nommé entérovirus EV70. Il fut alors nommé virus Apollo par l'ensemble de la population, et ce encore aujourd'hui.

La période d'incubation de la grippe est très courte, environ de un à deux jours.
Fièvre à 40°C, douleurs diffuses, douleurs pharyngées, oesophagiennes, céphalées, rachialgies, myalgies sont les principaux symptômes.
Rappelons que chez de jeunes enfants, une fièvre importante peut déclencher une crise convulsive hyperpyrétique.
On ne trouve de foyer pulmonaire que dans 10 % des cas.
La guérison est relativement rapide, environ trois à quatre jours.

3.2 PARCOURS DU VIRUS DANS L'ORGANISME

Le virus, qui est un virus à enveloppe, fragile, pénètre dans l'organisme par inhalation des microgouttelettes projetées par les personnes infectées. Puis il se multiplie aussitôt dans l'arbre respiratoire qui va du nez jusqu'aux bronchioles. Le virus ne se multiplie pas dans l'alvéole.

3.3 LA GRIPPE PEUT TUER

La grippe tue parfois. Les épidémies de grippe se traduisent toujours par un nombre de décès important. On estime la mortalité moyenne de la grippe à 0,1 % de la population.

Elle s'explique parfois par une surinfection bactérienne : la nécrose de l'épithélium respiratoire cilié et l'hypersécrétion de mucus font de l'arbre respiratoire l'équivalent d'un tube de culture pour bactéries, d'autant que les macrophages infectés par les virus grippaux ont un pouvoir phagocytaire diminué. D'où la possibilité de surinfection à *Haemophilus influenza, Staphylococcus aureus, Streptococcus pneumoniae,*

Neisseria, c'est-à-dire des bactéries commensales de l'arbre respiratoire supérieur qui profitent de la destruction du « tapis muco-ciliaire » pour « faire une descente » dans l'arbre respiratoire inférieur, normalement stérile (grâce à ce tapis roulant). La pneumonie à *Staphylococcus aureus* est la surinfection la plus grave (mortalité de 30 à 50 %).

Dans la majorité des cas mortels, on a, à l'autopsie, une pneumopathie purement virale, la pneumonie grippale primitive, qui associe à la nécrose de la muqueuse respiratoire ciliée, un œdème hémorragique massif. Celui-ci remplit complètement les alvéoles, distend les poumons qui sont véritablement noyés. On connaît des circonstances qui favorisent l'apparition de cette pneumonie grippale maligne, il s'agit de tous les états d'insuffisance cardiaque ou respiratoire : les bronchites chroniques, la dilatation des bronches ou la mucoviscidose de l'enfant, les cardiopathies du sujet âgé ou les malformations cardiaques congénitales de l'enfant. Ces sujets fragiles situés aux deux extrêmes de la vie supportent mal l'hypersécrétion bronchique et la surcharge modérée de la petite circulation qui accompagnent l'infection grippale. Il reste que bon nombre de pneumonies grippales mortelles surviennent sans cause favorisante connue, chez des sujets en pleine force de l'âge, sans explication.

3.4 PRÉVENTION ET HYGIÈNE

L'hygiène est la première forme de prévention de la contagion en période épidémique, et notre objectif est de prévenir les éventuelles infections.

- Se laver les mains plusieurs fois par jour, au savon ou avec une solution hydroalcoolique.
- Se protéger et protéger les autres des projections (toux, éternuements).
- Rester chez soi.
- Éviter tout contact inutile.

3.5 DIFFÉRENCES ENTRE GRIPPE ET COVID-19

- Symptômes similaires au début : toux, fièvre, courbatures, fatigue.
- Le coronavirus possède un taux de formes sévères plus élevé et un taux de complications beaucoup plus important. Syndrome de détresse respiratoire aiguë, insuffisance rénale aiguë...

- Période d'incubation plus longue pour le covid-19 puisqu'elle peut aller jusqu'à 14 jours contre 2 à 4 pour la grippe, ce qui nécessite une grande vigilance.
- Transmission et contagion : identiques pour les deux. Le coronavirus se transmet en toussant, éternuant, par contact rapproché entre deux personnes ou par l'intermédiaire d'un objet ou d'une surface touchés par un malade. La contagiosité du covid-19 est supérieure à celle de la grippe.

EN RÉSUMÉ...

La grippe est une maladie infectieuse et contagieuse qui sévit sur un mode épidémique saisonnier.
Les virus de la grippe sont de type virus à ARN.
La période d'incubation de la grippe est courte : 1 à 2 jours.

Les symptômes sont la plupart du temps :
- fièvre (supérieure à 38.5°) qui peut durer 2 à 4 jours ;
- frissons, céphalées ;
- malaise, myalgies ;
- congestion nasale, toux sèche.

L'hygiène est la première forme de prévention :
- se laver les mains ;
- se protéger soi-même et les autres des projections ;
- éviter tout contact.

Définition d'épidémie : développement et propagation rapide d'une maladie contagieuse, le plus souvent d'origine infectieuse, dans une population. Phénomène pernicieux, nuisible qui atteint un grand nombre d'individus (Larousse).

Définition de pandémie : épidémie étendue à toute la population d'un continent, voire au monde entier (Larousse).

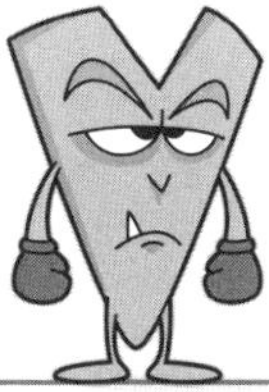

4

LE CORONAVIRUS

4.1 LES DIFFÉRENTS TYPES DE CORONAVIRUS

Sept types de coronavirus infectent couramment l'homme, dont quatre sans gravité et trois causant des infections graves.

4.2 INFECTIONS BÉNIGNES

Les infections bénignes sont des rhumes avec fièvre et des maux de gorge dus à des végétations adénoïdes gonflées, principalement en hiver et au début du printemps.
Les coronavirus seraient la cause de 15 à 30 % des rhumes courants. Chez l'Homme, ce sont 229E, NL63, OC43, et HKU1 : quatre types de coronavirus inconnus chez la chauve-souris.

4.3 INFECTIONS GRAVES

Des coronavirus qui ne se trouvent pas naturellement chez l'homme mais chez des mammifères ont été à l'origine d'infections graves des poumons (pneumopathie virale) :

- Le SARS-CoV, pour l'épidémie de syndrome respiratoire aigu sévère lié au coronavirus (SRAS), en 2003, qui a déclenché une alerte mondiale de l'OMS. Elle a débuté en Chine en 2002 après la consommation dans un restaurant d'un animal sauvage, la civette palmiste masquée. La maladie a fait 774 morts (10 % environ des personnes atteintes). Elle est considérée comme éradiquée depuis 2004.
- Le MERS-CoV, pour l'épidémie de syndrome respiratoire du Moyen-Orient qui a débuté en Arabie Saoudite en 2012. Son taux de mortalité a été de 35 %, faisant 449 victimes seulement du fait du faible nombre d'individus atteints. Elle aurait été déclenchée par la consommation de lait de chameau et par la proximité avec les chameaux. Cette maladie existe toujours car pour pouvoir l'éradiquer, il faudrait que les populations qui utilisent traditionnellement des chameaux puissent s'en passer.
- Le SARS-CoV-2, pour la pandémie de Covid-19 (maladie à coronavirus 2019) qui est apparue en Chine en 2019 et s'est étendue dans le monde entier en 2020. La consommation de viande de pangolin et de chauve-souris (vendue en Chine) pourrait en être à l'origine.

Selon le virus en cause, les formes graves de la maladie ont leurs particularités. Par exemple, la diarrhée était très fréquente dans le SRAS mais rare dans la maladie à coronavirus 2019.

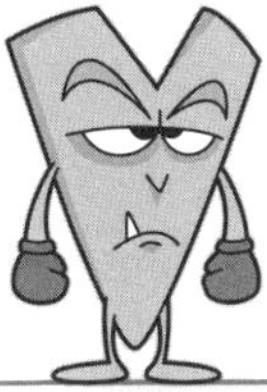

5

CORONAVIRUS ET COVID-19

Du simple rhume au syndrome respiratoire aigu sévère, les coronavirus constituent une famille de virus dont certains peuvent infecter les humains, entraînant le plus souvent des symptômes bénins de type rhume. Néanmoins, trois épidémies mortelles sont déjà survenues au XXIe siècle, dont celle en cours. Elles impliquent des coronavirus émergents, hébergés par des animaux et soudain transmis à l'homme : les Sars-CoV et le Mers-CoV.

Alors que l'épidémie liée au coronavirus Sars-CoV2 se propage dans le monde, la recherche se mobilise pour accélérer la production des connaissances sur ce virus, sur la maladie qu'elle provoque (Covid-19) ainsi que les moyens de la guérir et de la prévenir.

SARS-CoV2 / Covid-19, épidémie en cours

La recherche mobilisée

Alors que l'épidémie de coronavirus Sars-CoV2 continue de se propager, l'Alliance pour les sciences de la vie et de la santé (Aviesan) se mobilise pour accélérer la recherche sur le virus et sur la maladie COVID-19, via l'action du consortium REACTing, coordonné par l'Inserm.

Avec le soutien du ministère des Solidarités et de la Santé et du ministère de l'Enseignement supérieur, de la Recherche et de l'Innovation, vingt initiatives scientifiques ont été sélectionnées par le conseil scientifique de REACTing. Elles portent sur des thématiques aussi diverses que la modélisation de l'épidémie, la recherche de traitement ou la prévention.

Qu'est-ce que REACTing (*REsearch and ACTion targeting emerging infectious diseases*) ?

L'Inserm et ses partenaires d'Aviesan ont mis en place REACTing, un consortium multidisciplinaire rassemblant des équipes et laboratoires d'excellence, afin de préparer et coordonner la recherche pour faire face aux crises sanitaires liées aux maladies infectieuses émergentes.

Nos sociétés sont régulièrement confrontées à des crises sanitaires, locales ou mondiales, liées à l'émergence infectieuse d'origine virale ou bactérienne (grippe H5N1 et H1N1, SRAS, Mers-Co, Chikungunya, Ebola et Zika).

Il s'agit d'un rassemblement de groupes de recherche français de très haut niveau. REACTing peut intervenir sur toutes les émergences infectieuses. Il est piloté par l'Institut thématique Immunologie, inflammation, infectiologie et microbiologie.

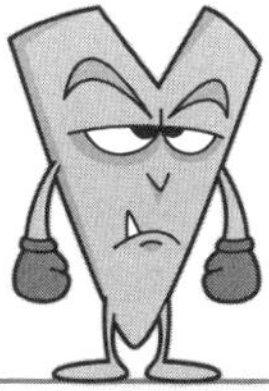

6

IDÉES REÇUES NOUVEAU CORONAVIRUS (2019-NCOV) : CONSEILS AU GRAND PUBLIC

En finir avec les idées reçues

Le virus du COVID-19 peut se transmettre sous les climats chauds et humides.

D'après les données dont nous disposons pour le moment, le virus du COVID-19 peut se transmettre dans toutes les régions, y compris les zones chaudes et humides. Indépendamment du climat, prenez des mesures de protection si vous vivez ou si vous vous rendez dans une zone où il y a des cas de COVID-19.

Prendre un bain chaud ne protège pas contre le nouveau coronavirus.

Prendre un bain chaud n'empêche pas de contracter le COVID-19. Le meilleur moyen de se protéger contre l'infection est de se laver souvent les mains. Le lavage des mains élimine les virus qui pourraient s'y trouver et évite d'être contaminé en se touchant les yeux, le nez ou la bouche.

Les vaccins contre la pneumonie protègent-ils contre le nouveau coronavirus ?

Non. Les vaccins contre la pneumonie tels que le vaccin antipneumococcique et le vaccin anti-Haemophilus influenza type B (Hib) ne confèrent pas de protection contre le nouveau coronavirus. Le virus est nouveau et différent, il nécessite un vaccin qui lui soit propre. Les chercheurs travaillent à la mise au point d'un vaccin contre le 2019-nCoV et l'OMS soutient leurs travaux.

Puis-je réutiliser un masque N95 ? Puis-je le laver ? Puis-je le stériliser avec des désinfectants pour les mains ?

Non. Les masques faciaux, y compris les masques médicaux plats ou les masques N95, ne doivent pas être réutilisés. Si vous avez été en contact étroit avec une personne infectée par le nouveau coronavirus ou qui présente une autre infection respiratoire, votre masque doit être considéré comme contaminé. Vous devez enlever le masque sans toucher sa partie avant et le jeter de manière appropriée. Après avoir enlevé votre masque, vous devez vous nettoyer les mains avec un produit hydroalcoolique ou à l'eau et au savon.

La pulvérisation d'alcool ou de chlore sur tout le corps peut-elle tuer le nouveau coronavirus (nCoV) ?

Non. Vaporiser de l'alcool ou du chlore sur tout le corps ne tuera pas les virus qui ont déjà pénétré dans votre corps. La pulvérisation de ces substances peut être nocive pour les vêtements ou les muqueuses (c'est-à-dire les yeux, la bouche). Sachez que l'alcool et le chlore peuvent tous deux être utiles pour désinfecter les surfaces, mais ils doivent être utilisés en suivant les recommandations appropriées.

Est-il sans danger de recevoir une lettre ou un colis de Chine ?

Oui, c'est sans danger. Les personnes qui reçoivent des colis en provenance de Chine ne risquent pas de contracter le nouveau coronavirus. D'après des analyses antérieures, nous savons que les coronavirus ne survivent pas longtemps sur des objets tels que des lettres ou des colis.

Manger de l'ail peut-il aider à prévenir l'infection par le nouveau coronavirus ?

L'ail est un aliment sain qui peut avoir certaines propriétés antimicrobiennes. Cependant, rien ne prouve, dans le cadre de l'épidémie actuelle, que la consommation d'ail protège les gens contre le nouveau coronavirus.

Le fait de mettre de l'huile de sésame empêche-t-il le nouveau coronavirus de pénétrer dans l'organisme ?

Non. L'huile de sésame ne tue pas le nouveau coronavirus. Il existe des désinfectants chimiques qui peuvent tuer le 2019-nCoV sur les surfaces. Il s'agit notamment de désinfectants à base d'eau de Javel ou de chlore, de solvants, d'éthanol à 75%, d'acide peracétique et de chloroforme.

Cependant, ils ont peu d'impact sinon aucun sur le virus si vous les mettez sur la peau ou sous votre nez. Il peut même être dangereux de mettre ces produits chimiques sur la peau.

Le nouveau coronavirus n'affecte-t-il que les personnes âgées ou les jeunes y sont-ils également sensibles ?

Les personnes de tous âges peuvent être infectées par le nouveau coronavirus (2019-nCoV). Les personnes âgées et les personnes souffrant de maladies préexistantes (comme l'asthme, le diabète, les maladies cardiaques) semblent plus susceptibles de tomber gravement malades à cause de ce virus.

L'OMS conseille aux personnes de tous âges de prendre des mesures pour se protéger du virus, par exemple en suivant une bonne hygiène des mains et une bonne hygiène respiratoire.

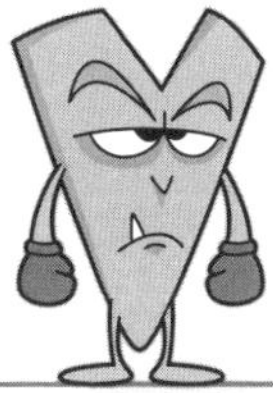

7

BOOSTER SON SYSTÈME IMMUNITAIRE

7.1 QUEL EST LE RÔLE DE NOTRE SYSTÈME IMMUNITAIRE ?

Le système immunitaire est un réseau de cellules très organisé pour défendre notre corps contre des organismes extérieurs, comme les microbes.
Cette défense s'effectue en éliminant directement l'agresseur par des cellules spécifiques (globules blancs) en dévorant l'intrus (phagocytose), ou en produisant différentes substances de défense comme les enzymes, les cytokines ou les peptides antimicrobiens.

Il est connu depuis longtemps qu'avec l'**âge** ou la **maladie**, l'immunité s'affaiblit et le corps devient plus vulnérable aux **infections**. Ces dernières deviennent souvent plus fréquentes et plus graves. Une grippe banale peut alors dégénérer en pneumonie et être fatale.

7.2 COMMENT EST FORMÉ LE SYSTÈME IMMUNITAIRE ?

Le système immunitaire existe chez tous les êtres vivants et est formé de deux barrières qui ont un rôle complémentaire :

- La première barrière, **l'immunité innée**, est formée de cellules de nos tissus comme les cellules de la peau (les kératinocytes) et de cellules de l'immunité,

comme les globules blancs (les polynucléaires et les macrophages).
Le rôle de cette immunité est d'éliminer, non spécifiquement, mais instantanément, l'agresseur en le digérant (phagocytose) et en provoquant une réaction inflammatoire.
Les constituants de cette inflammation (enzymes, radicaux libres, cytokines) vont contribuer à l'élimination de l'intrus. Une fois digérés, les débris du corps étranger seront utilisés pour activer plus spécifiquement les cellules (lymphocytes) de la deuxième barrière de l'immunité.

- La deuxième barrière, **l'immunité adaptative**, est spécifique et repose sur des cellules appelées lymphocytes T et B.
  Ces lymphocytes, une fois éduqués, vont reconnaître spécifiquement l'agresseur ou ses débris, puis répondre de façon adaptée pour supprimer tout intrus qui aurait survécu à l'action de la première barrière de l'immunité. Chaque agresseur sera alors éliminé par l'action cytotoxique des lymphocytes T et par l'action des anticorps produits par les lymphocytes B.

Santé et immunité sont étroitement liées : prendre soin de sa santé au jour le jour permet d'améliorer son immunité, et vice versa.
Certaines habitudes de vie peuvent affaiblir les défenses immunitaires, et la prévention peut venir les renforcer.

EN RÉSUMÉ...

Nous avons dans notre corps des défenses qui nous protègent de la maladie.
Ces défenses constituent notre système immunitaire.

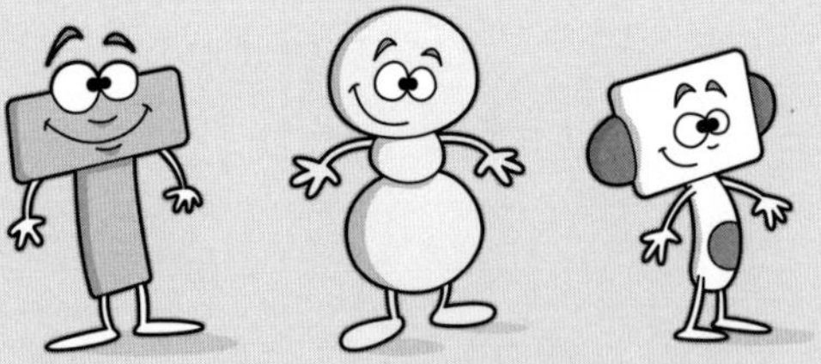

L'une de ces défenses est le lymphocyte B

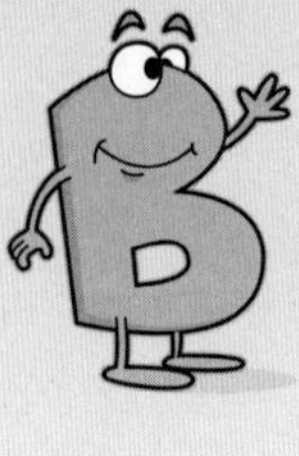

Il fabrique des anticorps nommés immunoglobines (il en existe plusieurs sortes qui assurent notre bonne santé) : IgM, IgA, IgG

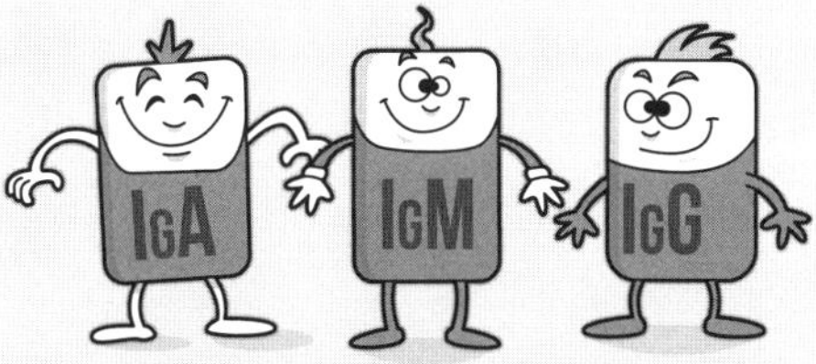

Ces anticorps sont des super-héros nous empêchant d'être malade.
Leur boulot est de tuer les germes qui rentrent dans notre organisme et qui nous rendent malades.

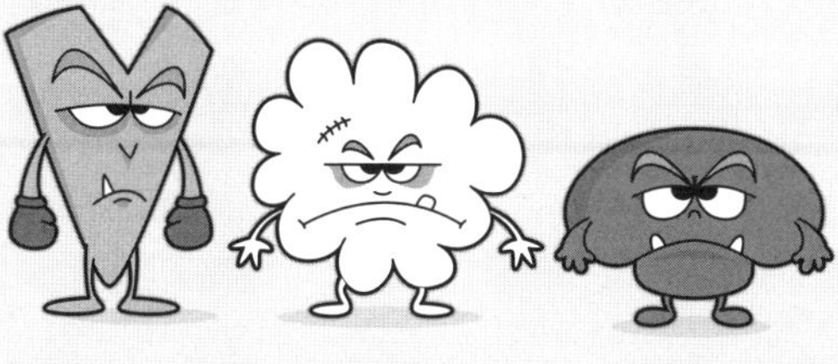

Les germes correspondent aux : virus, bactéries et champignons.

L'IgM est le premier arrivé sur le terrain et le premier à vouloir nous défendre ! Il protège notre sang principalement.

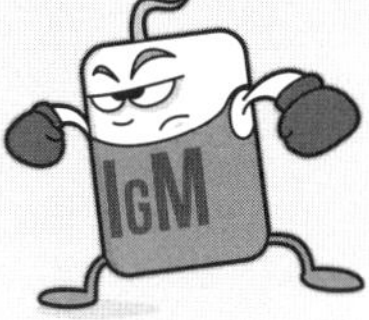

L'IgG va circuler dans notre sang pour arriver jusqu'aux germes et l'IgA va protéger notre nez, notre bouche, nos poumons, nos intestins… des parties où il y aura des sécrétions.

Les trois IgM, IgA
et IgG s'entraident.

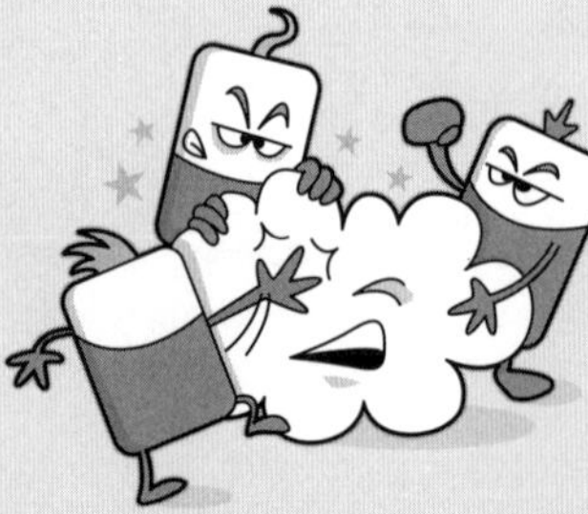

D'autres défenses existent, les lymphocytes T dont trois sortes principales font partie de nos défenses :

- les T-tueurs détruisent les cellules infectées ;
- les T-surveillants font appel aux T-tueurs pour leur annoncer le danger afin qu'ils viennent au secours et demandent aux lymphocytes B de fabriquer des anticorps ;
- le T-arbitre fait signe aux lymphocytes B de ne plus intervenir quand la situation est rétablie et que nous allons mieux !

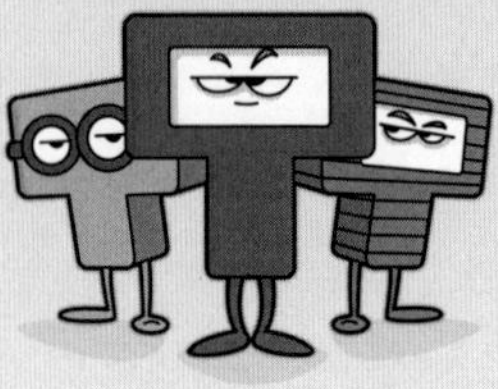

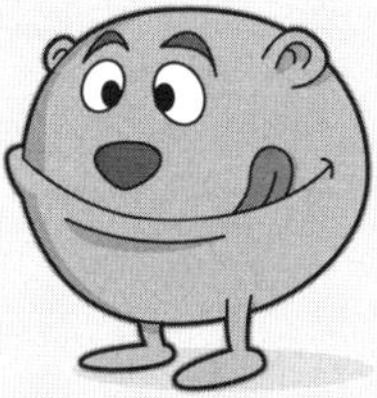

Une autre défense existe, les macrophages qui sont présents lorsque les germes ne veulent pas disparaître.

Si nous n'avons pas toutes ces protections nécessaires, alors les germes en profitent et passent directement par le nez, la bouche, les yeux, les poumons ou encore le sang et nous tombons par conséquent malades.

Nous pouvons alors être fatigués, avoir mal à la gorge, aux oreilles, à la poitrine, tousser, avoir de la fièvre : c'est ce que l'on nomme une infection. Infirmières et médecins doivent nous soigner en fonction de notre infection.
Si nous n'avons pas suffisamment d'IgG, d'autres personnes peuvent nous en donner, et ce par perfusion. Hormis cela, ce sont des antibiotiques qui nous seront prescrits (tout dépendra des personnes atteintes et des éventuelles pathologies).

7.3 BOOSTER SON SYSTÈME IMMUNITAIRE PAR L'ALIMENTATION ET L'ACTIVITÉ PHYSIQUE

En période de pandémie (telle que le coronavirus en 2020), voici quelques conseils pour renforcer votre réponse immunitaire.
Y a-t-il des aliments qui renforcent notre système immunitaire pour lutter contre les rhumes, les infections, les virus ?
Faut-il pratiquer une activité physique régulière ?
Une alimentation saine et équilibrée suivie d'un sommeil récupérateur ainsi qu'une activité physique régulière forment la trilogie indispensable pour rester en bonne santé.

7.3.1 BOOSTER SON SYSTÈME IMMUNITAIRE PAR L'ALIMENTATION

Les vitamines, minéraux et oligoéléments peuvent booster vos défenses immunitaires notamment en période hivernale.

La vitamine A

Cette vitamine stimule la production des globules blancs ainsi que celle des anticorps lorsqu'on en donne à des personnes qui en manquent.
La vitamine A ou rétinol compte parmi les vitamines liposolubles. On la trouve dans les aliments d'origine

animale directement sous forme de rétinol. Elle peut être ingérée sous forme de caroténoïdes, principalement de bêta-carotène où provitamine A. Ces précurseurs de la vitamine A sont présents dans les végétaux. La vitamine A intervient dans la différenciation cellulaire, dans le renouvellement des cellules et contribue au fonctionnement du système immunitaire.
Le bêta-carotène, lui, a une action antioxydante : en synergie avec d'autres micronutriments (vitamine C, E, sélénium), il contribue à protéger l'organisme d'un vieillissement prématuré.

Le Bêta-carotène
Membre de la famille des caroténoïdes, le bêta-carotène se transforme en vitamine A. Il possède une action antioxydante, contre les radicaux libres, mais également une action immunostimulante.

Les aliments à privilégier pour la vitamine A :

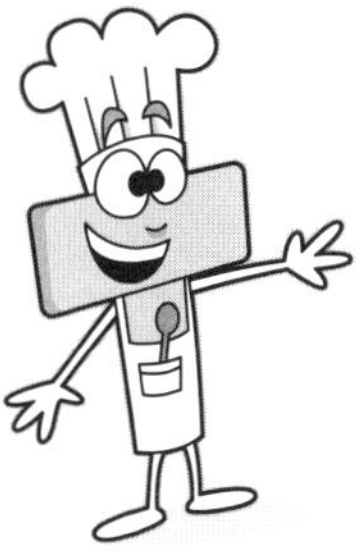

- Huile de foie de morue
- Foie animal
- Jaune d'œuf
- Beurre
- Produits laitiers

Les aliments les plus riches en bêta-carotène :

- Patate douce cuite
- Carotte
- Potiron cuit
- Salade romaine
- Épinard

Quelques études sur la vitamine A ont été réalisées chez des enfants (122) souffrant de carences en vitamines A, D et E. Ces enfants carencés sont sensibles aux infections respiratoires. Des analyses ont été réalisées sur le mycoplasma (genre de bactérie caractérisée par l'absence de paroi cellulaire. Les espèces de ce genre sont donc insensibles aux familles d'antibiotiques ciblant les parois cellulaires) dont on a étudié les concentrations. L'analyse a révélé que la carence en vitamine A était significativement associée à une concentration de mycoplasma. La supplémentation en vitamine A pourrait réduire l'incidence de cette bactérie.

La Vitamine C

C'est une vitamine hydrosoluble.

Elle est absorbée principalement par l'intestin grêle, et en très petite quantité dans la bouche et l'estomac, et est éliminée par l'urine.

Elle participe à plusieurs processus, et contribue au maintien de la fonction immunitaire. Elle a un effet antioxydant qui protège les cellules contre les dommages infligés par les radicaux libres (molécules réactives qui contribuent à l'usure de nos cellules).

La vitamine C se trouve principalement dans les fruits frais, en particulier le kiwi, les agrumes, les fruits rouges.

Même si elle stimule les réactions immunitaires en augmentant la fabrication des anticorps, ceci en accélérant la maturation des cellules immunes qui deviennent alors efficaces contre bactéries et virus, attention à sa propriété largement médiatisée, avec un impact commercial relativement évident.

Les recommandations de quatre à cinq rations vitaminées par jour (fruits frais ou crudités) suffisent donc amplement. Les apports exogènes de l'ordre d'un gramme par jour proposés par certaines sociétés ne sont pas fondés.

Certaines études montrent qu'une déficience en vitamine C peut être associée à une pneumonie. Après son identification, un certain nombre d'études ont démontré les effets de la vitamine C sur diverses infections. Un total de 148 études animales a indiqué que la vitamine C peut atténuer ou prévenir les infections causées par les bactéries, les virus et les protozoaires. L'infection humaine la plus étudiée est le rhume. L'administration de vitamine C ne diminue pas l'incidence moyenne du rhume dans la population générale, mais elle a réduit de moitié le nombre de rhumes chez les personnes physiquement actives. La vitamine C administrée régulièrement a raccourci la durée des rhumes, ce qui indique un effet biologique. Cependant, le rôle de la vitamine C dans le traitement courant du coup de froid n'est pas clair. Deux essais contrôlés ont révélé une relation dose-réponse statistiquement significative, pour la durée des symptômes courants du coup de froid, avec jusqu'à 6-8 g/jour de vitamine C. Ainsi, les résultats négatifs de certaines études thérapeutiques courantes sur le coup de froid pourraient s'expliquer par les faibles doses de 3 à 4 g/jour de vitamine C. Trois essais contrôlés ont révélé que la vitamine C empêchait la pneumonie. Deux essais contrôlés ont révélé un avantage thérapeutique de la vitamine C pour les patients atteints de pneumonie. Un essai contrôlé a fait état des avantages du traitement pour les patients atteints de tétanos. Les effets de la vitamine C contre les infections devraient être étudiés plus à fond.

Le Zinc

Les sources de zinc sont principalement issues des viandes (foie), poissons, fruits de mer (huître) et céréales complètes (pain complet). Il est mis en réserve dans l'organisme dans les os et les muscles. Il est également présent dans certains fruits et légumes (orange, épinard, choux, betterave, carotte) mais de disponibilité nettement moins bonne.

Il participe à la fabrication et au fonctionnement du système immunitaire. Ceci en activant une hormone, la Thymuline, qui développe et active certaines cellules immunes. Par ce mécanisme, il est ainsi fortement impliqué dans les processus de croissance cellulaire, dont la maturation des cellules sanguines anti-infectieuses.

Les carences en zinc ne donnent que de rares signes cliniques, dont une déficience immunitaire, des lésions de la peau, une perte des cheveux. Ces carences peuvent s'observer lors de régimes hypocaloriques avec une consommation insuffisante de viandes, ou dans les régimes végétariens dont la consommation de céréales ne compense pas toujours les insuffisances de produits animaux.

L'auteur Shankar met en évidence que le zinc joue un rôle central dans le système immunitaire, et que les personnes présentant des carences en zinc sont plus susceptibles d'être exposées à divers agents pathogènes. Les mécanismes immunologiques par lesquels le zinc module la susceptibilité accrue à l'infection ont été étudiés depuis plusieurs décennies. Il est clair que le zinc affecte de multiples aspects du système immunitaire, de la barrière de la peau à la régulation génétique au sein des lymphocytes. Le zinc est crucial pour le développement normal et la fonction des cellules médiatrices de l'immunité non spécifique telles que les neutrophiles et les cellules tueuses naturelles. La carence en zinc affecte également le développement de l'immunité acquise en empêchant à la fois la croissance et certaines fonctions des lymphocytes T. De même, le développement du lymphocyte B et la production d'anticorps, en particulier l'immunoglobuline G, sont compromis. Le macrophage, une cellule pivot dans de nombreuses fonctions immunologiques, est affecté par la carence en zinc, qui peut dysréguler la mort intracellulaire, la production de cytokine et la phagocytose. Les effets du zinc sur ces médiateurs immunologiques clés sont enracinés dans les innombrables rôles du zinc dans les fonctions cellulaires de base comme la réplication de l'ADN, la transcription de l'ARN, la division cellulaire et l'activation cellulaire. L'apoptose est potentialisée par une carence en zinc. Le zinc agit également comme antioxydant et peut stabiliser les membranes.

Le Cuivre

Les sources de cuivre sont variées : certains fruits (poire, orange, pomme), fruits secs (amandes, noisettes), légumes, abats, poissons et fruits de mer (huître, coquille Saint-Jacques), œufs.

Bénéfique, il tient son effet immunitaire par ses propriétés toxiques vis-à-vis des micro-organismes tels que les virus et bactéries, d'où son effet bactéricide et virucide. Le cuivre est par ailleurs activateur d'un grand nombre de réactions chimiques d'oxydoréduction de l'organisme, et active certaines enzymes de l'inflammation.
La répartition du cuivre dans l'organisme est conditionnée par l'existence d'une inflammation qui l'inactive partiellement.
Le cuivre joue ainsi un rôle évident dans la croissance et la cicatrisation cellulaire.

Les études montrent que le soutien immunitaire par les micronutriments est historiquement basé sur la carence en vitamine C et la supplémentation dans le scorbut précoce. Il a depuis été établi que le système immunitaire a besoin de multiples micronutriments spécifiques, y compris les vitamines A, D, C, E, B6 et B12, le folate, le zinc, le fer, le cuivre et le sélénium, qui jouent des rôles vitaux et souvent synergiques à chaque étape de la réponse immunitaire. Des quantités adéquates sont essentielles pour assurer le bon fonctionnement des barrières physiques et des cellules immunitaires ; cependant, les apports quotidiens en micronutriments nécessaires pour soutenir la fonction immunitaire peuvent être plus élevés que les apports alimentaires actuels recommandés. Certaines populations ont un apport insuffisant en micronutriments alimentaires, et les situations où les besoins augmentent (infection, stress et pollution) diminuent davantage les réserves dans le corps. Plusieurs micronutriments peuvent être déficients, et même une carence marginale peut nuire à l'immunité. Bien qu'il existe des données contradictoires, les données disponibles indiquent que la supplémentation par de multiples micronutriments dotés d'un rôle de soutien immunitaire peut moduler la fonction immunitaire et réduire le risque d'infection. Les micronutriments dont les preuves de soutien immunitaire sont les plus solides sont les vitamines C et D et le zinc. Une meilleure conception des études cliniques humaines portant sur la posologie et les combinaisons de micronutriments dans différentes populations est nécessaire pour justifier les avantages de la supplémentation en micronutriments contre l'infection.

Le Magnésium

Classiquement décrit comme l'oligoélément « anti-fatigue » ou « anti-stress », on en oublie qu'il participe également à la **fabrication des anticorps**. Les sources se répartissent autour des produits de la mer, le chocolat, le riz et pain complet, certaines eaux minérales.
Galland montre que le magnésium participe aux réponses immunitaires de nombreuses façons et joue un rôle protecteur.

Le Sélénium

Le sélénium est avant tout connu pour son rôle antioxydant. Il intervient également dans la lutte contre les infections virales et la stimulation des défenses immunitaires.

Les sources sont principalement les aliments carnés, produits de la mer, les œufs, le lait, les céréales.

Des études ont été réalisées chez les animaux et montrent que le sélénium (Se) est l'un des oligoéléments essentiels de la régulation immunitaire et des systèmes antioxydants dans la croissance. Le sélénium alimentaire joue un rôle important dans la régulation immunitaire et l'inflammation en régulant les HSP et les TLR dans le foie de nombreux animaux.

Rôle des acides gras essentiels

Les acides gras insaturés (mono et poly) sont impliqués dans les réactions inflammatoires. C'est le cas en particulier de la famille des acides gras essentiels (Oméga 3 et 6).

Trois mécanismes peuvent être évoqués :

- D'une part, ce sont des constituants essentiels des membranes des cellules. Ils régulent l'expression de récepteurs à leur surface, agissant comme des « portes d'entrée » permettant les échanges biologiques de part et d'autre de la surface cellulaire. Ils conditionnent ainsi les échanges de nutriments, d'enzymes, de cellules impliqués dans le processus inflammatoire et de cicatrisation.
- D'autre part, ces acides gras essentiels sont les précurseurs de médiateurs cellulaires en particulier pour mettre en jeu les protéines de l'inflammation (les prostaglandines).
- Enfin, ils sont impliqués dans l'expression de certains gènes, qui vont favoriser la croissance de certaines cellules inflammatoires.

L'apport en acides gras essentiels est primordial pour assurer une défense anti-inflammatoire correcte. Les sources alimentaires reposent principalement sur les poissons gras (saumon, thon, maquereau…), l'huile de colza, l'huile d'olive ou de tournesol. Des carences sont observées lors de régimes hypocaloriques mal conduits.

Index glycémique : ce qu'il faut éviter !

Plusieurs études confirment qu'une augmentation de la glycémie semble affaiblir les défenses immunitaires. C'est le cas notamment lorsque l'alimentation est trop riche en sucres d'index glycémique élevé. Ce sont le sucre, le miel, la confiture….

Une raison supplémentaire qui devrait inciter à en limiter la consommation dans l'alimentation de tous les jours, même chez le sportif.

Mais attention, diminuer n'est pas supprimer ! Il faut privilégier les sucres lents (féculents) plutôt au déjeuner, les sucres rapides doivent être principalement réservés aux collations de l'après-midi ou, pour les sportifs, aux rations d'entraînement (boissons et aliments solides).

Équilibre alimentaire et journée type

Nous sommes bien sûr tous différents, uniques, et présentons donc des qualités morphologiques, biologiques et physiologiques différentes. Ainsi, il va de soi qu'à chaque humain correspond une alimentation particulière et donc personnalisée afin de pouvoir aussi bien rester dans un état de forme constant, qu'optimiser ses performances. Mais il faut anticiper et prévenir les infections le plus possible. Car le choix de notre alimentation nous est propre !

Nous avons tous besoin d'énergie au quotidien. Cette énergie est apportée par l'alimentation qui va être la base de la construction et reconstruction de nos cellules.

A l'heure actuelle, dans notre société, nous sommes confrontés à une multiplication de dépendances alimentaires entraînant alors un style de vie inconsciemment malsain où l'homme s'alimente par habitude ou tout simplement pour se divertir, s'occuper ou encore par simple dépendance.

Ces dépendances génèrent différents problèmes de santé, mais ce n'est malheureusement qu'à leur apparition que chacun se remet en question.

Il faut s'alimenter avec un panel d'aliments variés nécessaires au bon fonctionnement de l'organisme dans le but de performer et de rester en bonne santé.

Adopter une alimentation farfelue, illusoire, c'est entraîner une diminution des performances de notre organisme. En même temps, le manque d'énergie dû à une sous-alimentation ou bien le surplus de certains substrats énergétiques entraînent des déficiences et des perturbations physiologiques conséquentes.

En nous équilibrant physiquement et psychologiquement en comprenant la science, nous apprenons à nourrir nos cellules et surtout à devenir conscients de nos différences. Le corps ne peut encaisser n'importe quoi à n'importe quel moment, il faut donc adapter l'alimentation en fonction de chaque individu.

JOURNÉE TYPE

Votre équilibrage alimentaire devra être adapté à vos dépenses d'énergie et à votre rythme biologique qui a un impact non négligeable.

Le petit déjeuner devrait comprendre une part de protéines (œufs, viande, poisson) et une part de glucides lents (pain, riz, avoine) et non de glucides à index glycémique élevé. Les graisses seront orientées vers le beurre ou bien la charcuterie (sauf si hypercholestérolémie ou pathologies interdisant ces aliments).
Ces aliments seront utilisés à bon escient comme source d'énergie. L'activité enzymatique se déclenchant le matin entre 6h et 8h, elle permettra de les métaboliser correctement et de les transporter afin d'être utilisés pour la réparation cellulaire. Ils permettront également de ne pas faire augmenter votre insuline, ce qui vous évitera les coups de pompe de 10h.

Collation de la matinée : optez pour une pincée de graines oléagineuses.

Au déjeuner : privilégiez toujours une part de viande et de glucides qui sera calculée en fonction de vos

besoins et de votre activité sportive. (Réf. *Rééquilibrage alimentaire*, éditions Amphora).
Évitez au déjeuner les fruits et l'ensemble des aliments trop sucrés (pâtisseries, jus de fruits, crème chocolatée). En effet, absorber un aliment à index glycémique élevé après le repas entraînera une augmentation d'insuline, laquelle sera suivie d'un coup de pompe (le fameux coup de pompe : j'ai mangé donc je digère). Évitez cette fatigue inutile ! Surtout si vous vous entraînez peu de temps après votre déjeuner. Le but du rééquilibrage, c'est de maintenir votre taux de glycémie de façon constante tout au long de la journée.
Si vous faites augmenter rapidement votre taux d'insuline par l'absorption d'un aliment très sucré, dites-vous que vous aurez derrière une chute… le sucre appelle le sucre… Votre insuline risque alors de fonctionner en dents de scie, et vous, vous suivrez ce schéma par une fatigue plus ou moins intense en fonction de ce que vous faites.

L'après-midi, aux alentours de 16-17h. Cet apport sucré dont vous aviez envie en fin de repas au déjeuner, et bien prenez-le lors de votre goûter ! À cette heure-ci, privilégiez les index glycémiques hauts. Votre pancréas stimule votre insuline et celle-ci vous demande de lui apporter du sucre ! Chocolat, fruits, graines oléagineuses, fruits secs, pain, sorbet, confiture, faites-vous plaisir !

Au dîner : ne négligez pas les protéines ! Une part de viande ou de poisson est importante. Favorisez les légumes cuits. En effet, le soir, vos hormones sont au repos et donc le stockage est plus favorable.
Si vous vous êtes entraîné dans la soirée : remplacez ces légumes cuits par un apport de légumineuse (flageolets, petits pois, Soissons, fèves..). Les légumineuses ont des apports glucidiques moins riches que les féculents (pâtes, riz, pomme de terre...) mais permettront de resynthétiser le sucre de réserve que vous avez dépensé lors de votre entraînement (glycogène).
Lors de l'entraînement, une collation est la bienvenue. Si celui-ci est loin des repas, n'hésitez pas à :

Avant l'entraînement (environ 45 minutes avant) : prendre une collation composée de protéines et glucides (à voir selon votre activité sportive et l'intensité de l'entraînement) : pain et tranche de poulet peuvent être absorbés par exemple.

Après l'entraînement : l'important est de recharger votre organisme en sucre de réserve dépensé pendant la séance. Une enzyme est sécrétée dès la fin de votre entraînement : la glycogène synthase. Cette dernière sera ravie de recevoir des sucres rapides accompagnés d'une portion de protéines. Donnez-lui directement (dans les 20 minutes) après l'entraînement de façon à ce qu'elle ne stocke pas cet apport : fromage blanc et céréales restent un exemple très simple.

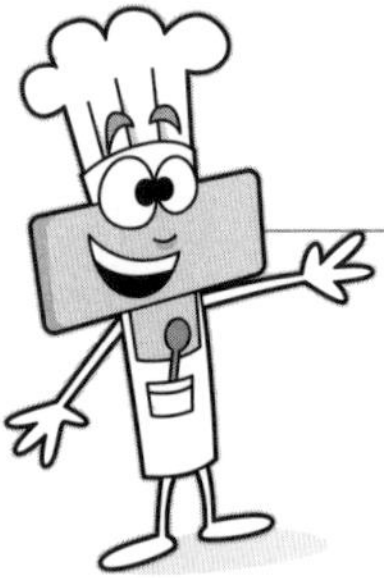

QUELQUES PISTES POUR RENFORCER VOS IMMUNITÉS ET ÊTRE EN FORME !

Petit déjeuner :

¼ de baguette ou 2 tranches de pain (prédecoupé)
10 g de beurre ou 2 cc d'huile d'olive ou de colza
1 tranche de jambon ou un œuf ou un fromage blanc
½ avocat ou 5-6 amandes
Boisson : café, thé, tisane, eau plate, eau pétillante à volonté

Collation :

1 fruit ou 1 compote

Déjeuner :

Viandes blanches à l'honneur ou poisson
100-150 g de viande blanche (pesée crue) : veau, lapin, volaille
A toutes les sauces : ne pas consommer plus de 1 cs de sauce (huile de colza-olive-isio 4...)

Les féculents : quinoa, boulghour, riz, pomme de terre (cuits) ¼ d'assiette
Salade verte/légumes cuits à volonté
1 yaourt ou 1 fromage blanc
Boisson : eau, café, thé, tisane

Collation après-midi :

2 à 3 carrés de chocolat noir + 2 cs de fruits secs (2 abricots secs par exemple) **ou** 1 jus de fruit frais ou 1 compote ou 1 fruit ou bien 1 salade de fruits

Dîner :

Poissons gras riches en oméga 3 ou maigres ou fruits de mer ou crustacés
Saumon, sardine, maquereau, hareng, thon, espadon, lotte, cabillaud…
100-150 g en moyenne (pesé cru)
A toutes les sauces à condition de ne pas consommer plus de 1 cs de sauce
Les légumes verts 4 à 6 cs
Suggestions : chou vert, chou rouge, brocolis, haricots verts, poireaux, courgettes, endives, salade, champignons...
1 fromage blanc
Boisson : eau, café, thé, tisane

7.3.2 BOOSTER SON SYSTÈME IMMUNITAIRE PAR L'ACTIVITÉ PHYSIQUE

→ L'exercice modéré et le système immunitaire

Un exercice modéré se définit comme étant un exercice divisé en 3 à 5 séances hebdomadaires de 30 à 60 minutes avec une intensité de 40 à 60% du volume d'oxygène maximum.

Le sport modéré réalisé en tant que loisir a de nombreux effets bénéfiques sur la santé :

- La qualité du sommeil est améliorée et le cycle plus régulier. Pour éviter d'exciter l'organisme, l'exercice doit être réalisé préférentiellement dans la journée plutôt que le soir. Le sport limite le stress, ce qui est aussi en faveur d'un sommeil de meilleure qualité. Pratiquer une activité sportive, en particulier la course à pied, entraîne une sécrétion d'endorphine connue pour procurer une sensation de plaisir et bien-être. Elle apporte un réel bénéfice contre l'angoisse, l'anxiété, la dépression et donc permet un véritable sommeil réparateur.
- L'aspect physique : le sport permet de perdre du poids et de le maintenir stable par la suite. En effet, la pratique sportive est connue pour brûler des calories et augmenter la masse musculaire. L'apparence phy-

sique étant de plus en plus importante aujourd'hui, le sport permet de gagner et garder confiance en soi.

- C'est un véritable antidépresseur par sa production d'endorphine. Il prévient certains cancers et entraîne une diminution du risque d'apparition du diabète non insulino-dépendant et de l'insulino-résistance. Pratiquer une activité physique régulière modérée permet de prolonger l'espérance de vie et de diminuer la mortalité.
- Il favorise l'amélioration de la réponse immunitaire. Le sport modéré entraîne une meilleure circulation des substances qui permettent de prévenir l'infection de plaies par exemple, mais surtout une stimulation plus importante des lymphocytes, macrophages et immunoglobulines.

L'exercice modéré apporte une amélioration des défenses à notre organisme et plusieurs études valident l'hypothèse selon laquelle il exercerait un effet favorable sur l'incidence des infections respiratoires.

En effet, en 1993, Nieman met en évidence l'impact bénéfique d'une activité sportive modérée sur l'incidence des infections respiratoires chez des personnes âgées. Sont sélectionnées comme personnes âgées pour l'expérience toute personne ayant entre 67 et 85 ans, qu'elle soit entraînée (E) ou non (S pour sédentaire) ou encore sédentaire entraînée (SE). Un groupe SE se définit, selon Nieman, par un groupe sédentaire qui, au cours de 12 semaines, effectue 30 à 40 min de marche 5 fois/semaine. Nieman constate que pour le groupe E, il y a 8% de personnes atteintes par des symptômes d'URTI (infections des voies respiratoires supérieures), résultat inférieur par rapport au groupe SE (21% de sujets atteints) et par rapport au groupe S (50% de sujets atteints).

Autre point, l'étude étant réalisée aux mois de septembre, octobre et novembre, la pratique sportive pourrait être responsable d'une protection contre les infections nombreuses durant cette période de l'année. Cinq ans plus tard, en 1998, Nieman fait à nouveau une étude, cette fois-ci sur un groupe de 91 femmes obèses soumises pendant 12 semaines à un entraînement de 45 minutes de marche 5 fois par semaine. A l'issue de ces 12 semaines, les sujets ayant suivi l'entraînement n'ont eu que 5,6 jours d'infections respiratoires contre 9,4 jours pour les sujets témoins non entraînés. Cette étude va donc dans le même sens que la précédente.

La pratique d'un sport modéré permettrait de protéger l'organisme contre l'apparition d'infections respiratoires que le sujet soit sportif ou non.

Une légère augmentation des hormones de stress, cortisol et catécholamines, lors d'un exercice modéré, permet de réduire l'inflammation et améliore la réponse immunitaire.

→ L'exercice intensif et le système immunitaire

On parle d'exercice intensif pour toute activité physique qui dure plus de 2 heures, avec un VO2 max supérieur à 60%, et pratiquée plus de 3 fois/semaine.

Contrairement à un exercice modéré, un entraînement intense provoque différentes conséquences néfastes pour l'organisme à plusieurs niveaux.
Les entraînements intenses et répétés associés sont liés à une montée de stress.
Le sportif ou la personne assidue peut être amené à faire des crises de panique voire même de dépression en cas de stress trop important.
L'augmentation de la sécrétion d'endorphine entraîne certaines conséquences au niveau médical. Elle provoque une fragilisation au niveau du cerveau, responsable de vertiges, nausées, vomissements, confusion, nervosité… Un entraînement sportif intense peut être à l'origine de l'apparition de blessures. Celles-ci peuvent aller d'une simple crampe à des courbatures (ne présentant pas de lésions) jusqu'à une entorse ou

une tendinite (présentant des lésions anatomiques). Un appauvrissement sanguin est possible, pour la course à pied notamment. Chaque foulée répétée provoque des microtraumatismes musculaires et articulaires. Ces microtraumatismes détruisent les hématies, accentuant les risques d'anémie.

Le sang se dirigeant en priorité vers les muscles lors d'un exercice physique intense, délaissant le tube digestif, entraîne des douleurs, des troubles digestifs. Une oxygénation trop importante peut apparaître, responsable de l'accélération de la vieillesse et de conséquences néfastes sur l'ADN de l'athlète.

S'il existe un surentraînement, les sportifs peuvent être victimes de crises hypertensives. L'hypertension peut devenir permanente si les sportifs suivent un entraînement trop intense. Un point inattendu est le risque de mort subite chez des sportifs qui semblent être en bonne santé. Ce risque touche principalement les trentenaires. Il est dû à un problème cardiaque inconnu du sportif.

Le sport intense modifie et atténue les défenses immunitaires. Une immunodépression transitoire est créée, engendrant une période de vulnérabilité immunologique plus importante et responsable d'un plus grand nombre d'infections.

Aussi, et afin de ne pas tomber dans la pratique excessive du sport et éviter ainsi toutes conséquences négatives, un bon équilibre alimentaire, une bonne hydratation, du matériel adapté, un suivi médical et des entraîneurs compétents sont indispensables à la progression et au bien-être du sportif.

La pratique d'un exercice intense engendre des modifications sur le système immunitaire dont les conséquences seront plus importantes. Dans un premier temps, une leucocytose, augmentation du nombre de leucocytes, apparaît. Elle a lieu au niveau de la circulation sanguine (recrutement des leucocytes dans les vaisseaux de la petite circulation) mais également au niveau des tissus lésés. Elle apparaît dans les 45 premières minutes d'activité et peut se poursuivre jusqu'à cinq jours après la fin de l'exercice.

Comme une leucocytose apparaît, il est logique de voir apparaître une augmentation des neutrophiles suite à une épreuve sportive intensive. Il s'agit de la neutrophilie. Elle est observée immédiatement après le début de l'activité physique et persiste plusieurs heures après la fin de celle-ci.

La neutrophilie est plus ou moins importante suivant la vitesse du flux sanguin et les forces de cisaillement appliquées sur les parois artérielles provoquées par l'exercice, et est également fonction de la concentration du cortisol et des catécholamines.

→ Variations de l'activité des neutrophiles selon certaines études :

En 1995, Pyne se concentre sur l'évolution de l'activité oxydative des neutrophiles. Un programme de formation intense de 12 semaines est imposé à 12 nageurs de niveau national. L'ensemble des résultats aboutit à la conclusion que les nageurs, après la pratique sportive intensive, ont une activité oxydative des neutrophiles nettement inférieure par rapport à 11 sujets sédentaires témoins. Pendant la pratique sportive, l'activité oxydative des neutrophiles des nageurs est totalement supprimée.

Nous pourrions donc penser que ces conséquences sont responsables de l'apparition d'infections, ce qui n'est pas le cas. Malgré cette suppression ou cette diminution de l'activité oxydative, il n'y a pas de différence significative d'infections respiratoires auto-déclarées entre les deux groupes étudiés.

L'exercice intense est responsable de la diminution de certaines fonctions des neutrophiles pendant parfois plus de vingt-quatre heures, comme pour l'activité oxydative, mais également de la phagocytose. Pour expliquer cette baisse d'activité phagocytaire, il est

possible qu'elle soit due à une diminution de l'activité des neutrophiles eux-mêmes, soit au recrutement de neutrophiles dont l'activité phagocytaire est moins efficace.
Malm en 2004 constate une amélioration globale des fonctions immunitaires chez le sujet âgé à la suite d'une activité physique. Toutefois, il ne suffit pas qu'une personne âgée décide de faire quelques séances de sport pour voir apparaître un déclin de l'immunosénescence. En effet, 5 km/jour à 60% du VO2max, chez un sujet âgé de 73 ans anciennement sédentaire, n'améliore pas l'activité des cellules NK et des lymphocytes T du système immunitaire. Il est nécessaire d'avoir un entraînement régulier.

➔ **Concernant les glucides**, ils sont des constituants essentiels des êtres vivants. Ils ont un rôle de stockage et de consommation d'énergie (glucose, glycogène musculaire et hépatique). Ils sont apportés par l'alimentation. Les sources alimentaires en glucides sont : sucre, miel, confiture, céréales, pain, pommes de terre, fruits frais et séchés... Chez les athlètes, une consommation plus importante de glucides suite à un exercice est observée.
Nieman et Pedersen ont démontré que l'administration de boissons contenant des glucides, avant et pendant

un exercice de longue durée, permettrait une diminution des perturbations des fonctions immunitaires. Pour prouver l'effet bénéfique de l'ingestion de glucides chez des sportifs, deux études ont été réalisées portant sur 30 marathoniens pour la première et sur 10 triathlètes pour la seconde. Pour les deux études, les sportifs pratiquent deux heures trente de sport (course pour le premier groupe, cyclisme pour l'autre). Avant, pendant et après l'épreuve, ils boivent régulièrement des boissons contenant des glucides (environ 1L/h). Lors de l'interprétation des résultats, le taux de glucose est plus élevé, le taux de cortisol diminué, les perturbations immunitaires sont moins importantes (le nombre de phagocytes, l'activité oxydative, la réponse des cytokines pro et anti-inflammatoires diminue) pour le groupe supplémenté en glucides.

Cela peut s'expliquer par une atténuation de la réponse hormonale de stress (cortisol, hormone de croissance) dont les effets immunosuppresseurs sont connus.

A ce stade, cette expérience laisse penser que suite à l'ingestion de glucides, le stress physiologique est diminué. Cela permettrait d'améliorer la protection contre les virus des athlètes lors de formations intensives ou à la suite de compétitions.

➔ **Les antioxydants** sont des molécules présentes dans de nombreux aliments : thé vert, thé noir, grenade, noix, amande, artichaut…

Les principaux antioxydants sont les vitamines C et E, les caroténoïdes et le sélénium. Ils empêchent les réactions provoquées par les radicaux libres, dangereuses pour l'organisme. Beaucoup d'expériences ont été réalisées mais les résultats sont encore discordants.

Pour certains auteurs, ils diminueraient plus qu'ils n'augmenteraient le stress oxydatif. Ils auraient plutôt un rôle aggravant mais cela reste encore à prouver.

Des études, menées par Fischer en 2004, démontrent que la libération d'IL-6 due à la lésion musculaire peut être atténuée au long terme par une supplémentation riche en antioxydants.

➔ **Vitamine C :**

Peters, en 1993, a étudié l'effet d'une supplémentation en vitamine C sur l'incidence des infections respiratoires. Pour cela, il a divisé des coureurs d'ultra marathons en deux groupes : le premier est le groupe placebo et le second le groupe expérimental qui est supplémenté par 600 mg de vitamine C. Les symptômes URTI (infections des voies respiratoires supérieures) sont suivis pendant 14 jours après la course.

68% des coureurs du groupe placebo développent des symptômes d'URTI contre 33% pour le groupe expérimental. La vitamine C pourrait améliorer la résistance aux infections respiratoires à la suite d'une course chez les ultra marathoniens.

➔ Vitamine E :
Une autre étude réalisée par différentes équipes met en évidence que 400 mg de vitamine E par jour auraient un rôle immunomodulateur et donc un impact positif sur la survenue d'épisodes infectieux.

➔ La glutamine :
Il s'agit d'un acide aminé. Elle est une source énergétique importante des cellules immunitaires, notamment lors d'exercices intenses. En effet, la glutamine voit ses concentrations augmenter fortement lors de la pratique sportive mais, si l'exercice se prolonge, ses concentrations diminuent. De nombreuses études ont été réalisées à ce sujet.
C'est le cas de l'étude de Mackinnon et Hooper. Ils n'ont pas mis en évidence de lien entre l'apparition d'infections respiratoires et les changements de concentration de glutamine chez 24 nageurs professionnels pendant 4 semaines de formation intensive.

Castell a quant à lui rapporté une diminution d'URTI chez des athlètes suite à la prise de glutamine. Il a mis en évidence ce résultat lors de l'étude d'athlètes divisés en deux groupes : l'un consommant une boisson avec de la glutamine et l'autre une boisson mélangée avec un placebo pris juste après et deux heures suivant la fin de l'entraînement. Les athlètes (151 au total) ont ensuite rempli un questionnaire sur l'incidence d'éventuelles infections au cours des 7 jours suivant l'exercice. 49% des athlètes du groupe placebo ne déclarent aucune infection contre 81% pour l'autre groupe.
Les études n'allant pas dans le même sens, nous ne pouvons pas affirmer l'effet bénéfique de la glutamine.

→ Le curcuma :

Il possède des propriétés anti-inflammatoires. Les études réalisées ont été effectuées uniquement chez des souris et les résultats restent à être confirmés chez l'homme. Chez les souris, il diminuerait les marqueurs de lésions lors d'un exercice intense. En effet, suite à la prise de curcuma, l'activité de la créatine kinase diminue. Il en est de même pour la concentration de l'IL-1β, de l'IL-6 et du TNF-α.

➔ La quercétine :
C'est un polyphénol avec des propriétés anti-inflammatoires.
Des tests ont été faits chez l'homme et d'autres sont en cours. A priori, elle diminuerait l'incidence des infections respiratoires supérieures à la suite de la pratique d'exercice intense de deux semaines.

Toutes ces supplémentations se révèlent plus ou moins efficaces. Comme pour la prise médicamenteuse, avant d'y avoir recours, des règles hygiéno-diététiques sont indispensables. Ces règles permettraient de prévenir les maladies infectieuses causées par le sport avant toute compétition.

Ce qu'il faut retenir

- Éviter le surentraînement et la fatigue.
- Avoir un bon cycle de sommeil.
- Éviter la perte de poids rapide qui peut être liée à la suppression de l'immunité.
- Éviter tout contact des mains sur les yeux et le nez qui pourrait entraîner une auto-infection virale.
- Éviter tout contact avec les personnes malades et les grandes foules si possible avant une compétition (ou sans compétition !).
- Se faire vacciner contre la grippe durant l'hiver pour les athlètes en compétition et les autres.

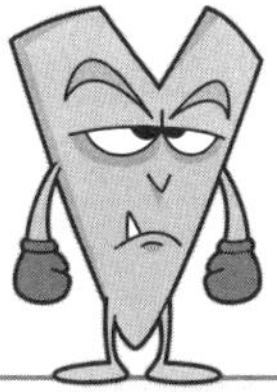

FICHES ACTIVITÉ PHYSIQUE

(accessibles à tous et sans matériel)

Dehors ou chez vous tout est possible !
Avec ou sans matériel !

La pratique d'une activité physique, régulière et sans excès, est importante puisqu'elle vient booster votre système immunitaire, un argument pour se maintenir en bonne santé !
Faire du sport va agir de manière positive sur votre bien-être physique et mental.
Voici quelques exercices au poids de corps pour renforcer l'ensemble de vos groupes musculaires directement chez vous. Il est conseillé de faire au moins deux à trois séances de sport par semaine.

TRAVAIL DU BAS DU CORPS : CUISSES / FESSIERS

(au poids du corps)

SQUAT	
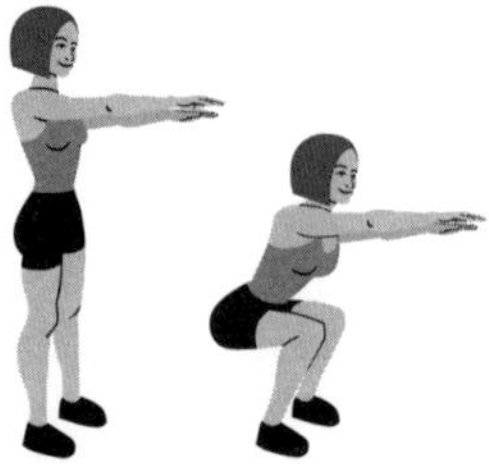	**Série :** 3 à 6 **Répétitions :** 8 à 12 **Temps de récupération :** 1'à 1'30

FENTE	
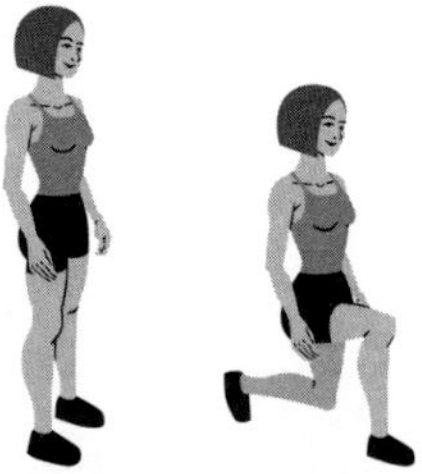	**Série :** 3 à 6 **Répétitions :** 8 à 12 **Temps de récupération :** 1'à 1'30

FRONT KICKS	
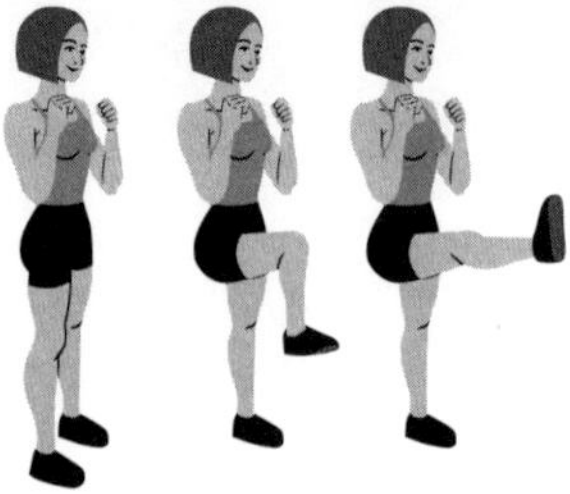	**Série :** 3 à 6 **Répétitions :** 8 à 12 **Temps de récupération :** 1'à 1'30

CONSIGNES

Squat : pieds un peu plus larges que le bassin, inspirer en descendant et expirer en montant. Garder le buste droit, regarder devant soi légèrement vers le haut.

Fente : plus l'écartement des jambes est important lors de l'exécution du mouvement, plus les fessiers et les ischio-jambiers seront sollicités. Garder le dos droit pendant l'exécution du mouvement.

Front kicks : donner un coup de pied devant, en essayant de garder le dos droit ; frapper avec la ligne la plus droite possible.

TRAVAIL DU BAS DU CORPS :
CUISSES / FESSIERS / ABDOMINAUX (au poids du corps)

<table>
<tr><th colspan="2">SQUAT SUMO</th></tr>
<tr><td>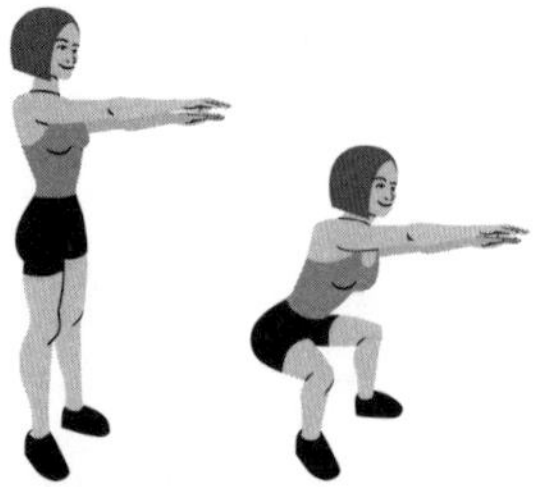</td><td>Série :
3 à 6
Répétitions :
8 à 12
Temps de récupération :
1'à 1'30</td></tr>
<tr><th colspan="2">FROG JUMP</th></tr>
<tr><td>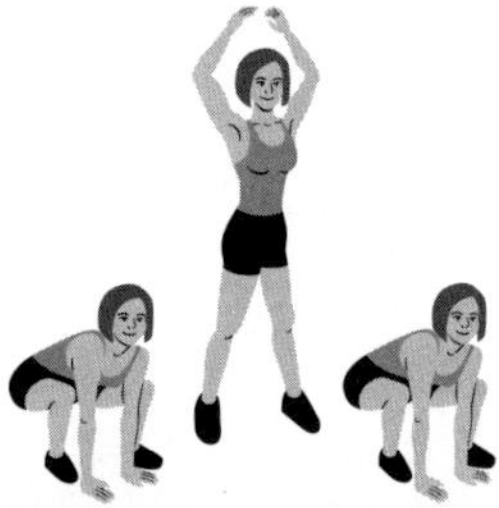</td><td>Série :
3 à 6
Répétitions :
8 à 20
Temps de récupération :
30 s à 1'</td></tr>
<tr><th colspan="2">REVERSE PLANK KICKS</th></tr>
<tr><td>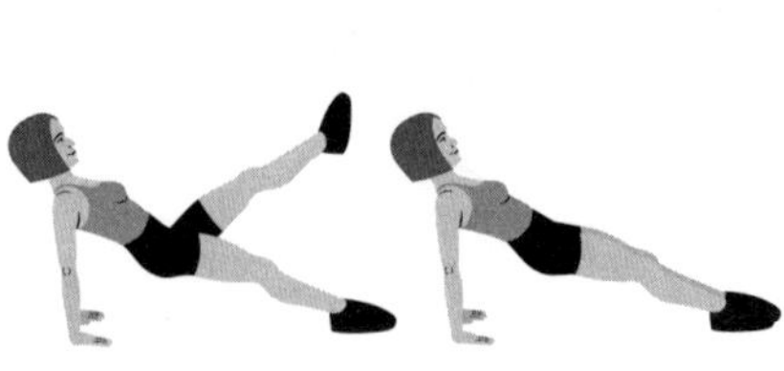</td><td>Série :
3 à 6
Répétitions :
8 à 12
Temps de récupération :
1'à 1'30</td></tr>
</table>

CONSIGNES

Squat : écartement des pieds très important de façon à solliciter l'intérieur des cuisses (en particulier les adducteurs). Inspirer en descendant et expirer en montant. Garder le buste droit, regarder devant soi légèrement vers le haut.

Frog jump : en position de squat, mains au sol, faire une extension complète puis revenir à la position de départ et répéter le mouvement.

Reverse plank kicks : en position de squat, mains au sol, faire une extension complete ; revenir à la position de départ et répéter le mouvement, soulever la jambe droite du sol à un angle d'environ 45 degrés ; abaisser la jambe droite jusqu'au sol avant de répéter le mouvement de la jambe gauche.

TRAVAIL DU HAUT DU CORPS : PECTORAUX / ABDOMINAUX

(au poids du corps)

POMPES BRAS ÉCARTÉS

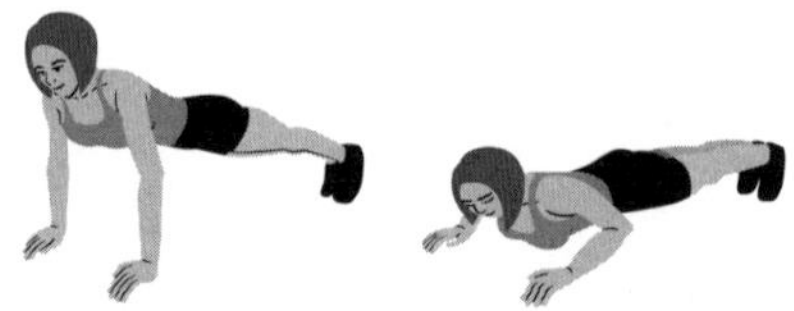

Série :
3 à 6

Répétitions :
8 à 12

Temps de récupération :
1' à 1'30

POMPES BRAS ÉCARTÉS LES PIEDS SUR UNE MARCHE

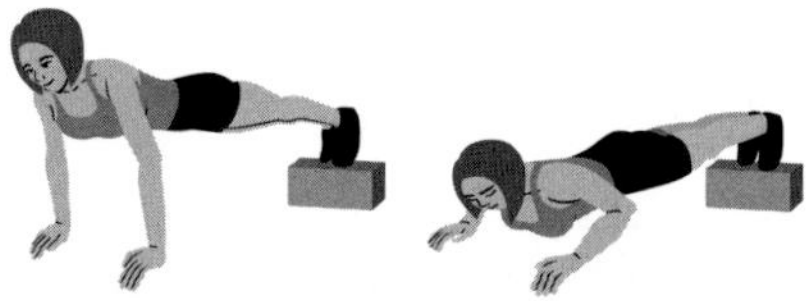

Série :
3 à 6

Répétitions :
8 à 12

Temps de récupération :
1' à 1'30

SIDE PLANK LEG RAISE

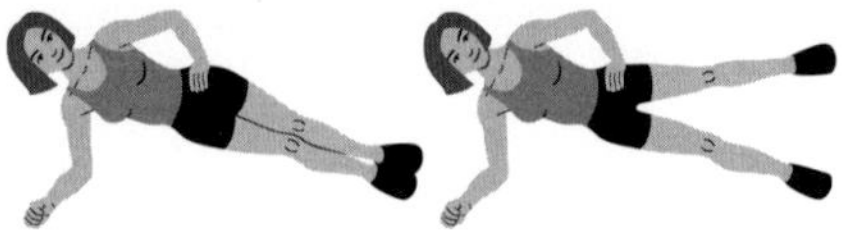

Série :
3 à 6

Maintien :
15 à 30 s

Temps de récupération :
1' à 1'30

CONSIGNES

Pompes bras écartés : en appui sur les mains (plus large que les épaules), le dos est droit et aligné. Descendre la poitrine vers le sol en fléchissant les coudes puis revenir à la position initiale. Inspirer sur la descente et expirer sur la montée. Attention à ne pas creuser le dos.

Pompes pieds sur une marche : variante des pompes classiques mettant l'accent sur le haut des pectoraux.

Side plank leg raise : en appui sur un pied ou les deux et sur l'avant bras, décoller le bassin afin d'obtenir un segment jambe bassin tronc aligné, puis lever la jambe du dessus et maintenir la position.

TRAVAIL DU HAUT DU CORPS : TRICEPS

(au poids du corps)

POMPES MAINS LARGEUR ÉPAULES

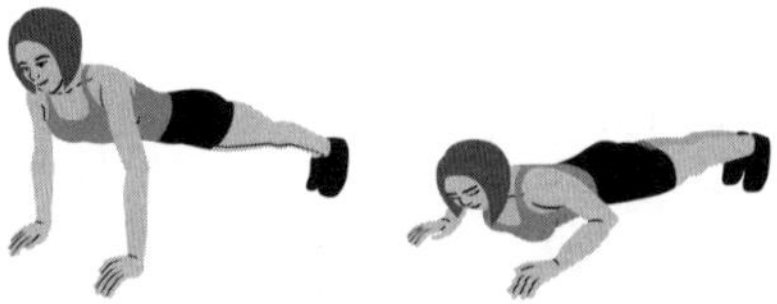

Série :
3 à 6

Répétitions :
8 à 12

Temps de récupération :
1' à 1'30

BENCH DIP

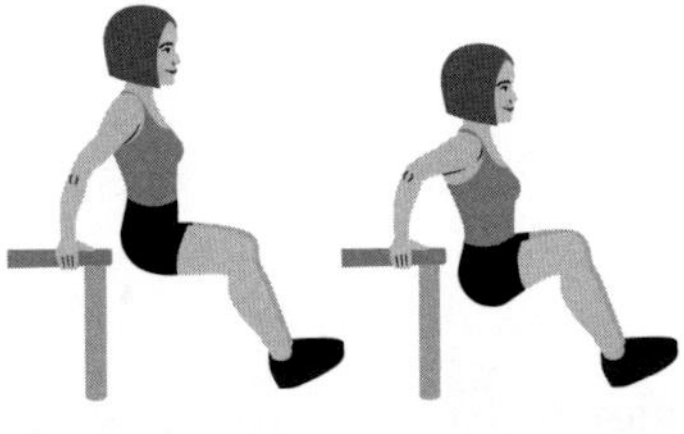

Série :
3 à 6

Répétitions :
8 à 12

Temps de récupération :
1' à 1'30

BENCH DIP WITH ELEVATED LEGS

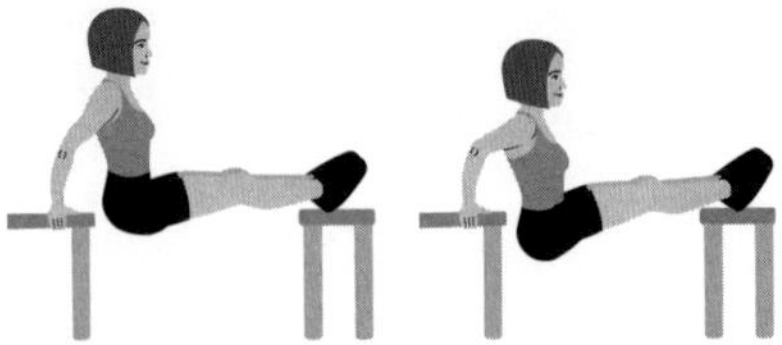

Série :
3 à 6

Répétitions :
8 à 12

Temps de récupération :
1' à 1'30

CONSIGNES

Pompes mains largeur épaules : en appui sur les mains, le dos est droit et aligné. Descendre la poitrine vers le sol en fléchissant les coudes puis revenir à la position initiale. Inspirer sur la descente et expirer sur la montée. Attention à ne pas creuser le dos.

Bench dip : bras en appui sur un banc (largeur épaules), pieds au sol. Fléchir les bras et remonter. Les fessiers rasent le sol.

Bench dip with elevated legs : bras en appui sur un banc (largeur épaules), pieds également sur un banc en face, fléchir les bras et remonter. Les fessiers rasent le sol.

TRAVAIL DU HAUT DU CORPS : DOS / ÉTIREMENTS

(au poids du corps)

EXTENSION DU DOS AU SOL (SUPERMAN)	
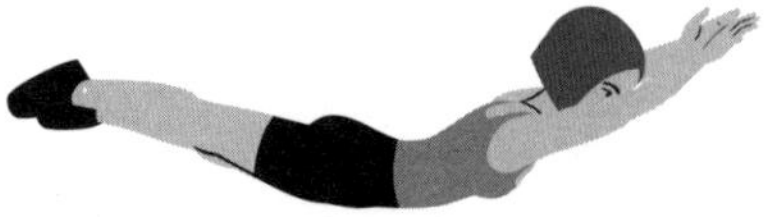	**Série :** 3 à 6 **Répétitions :** 8 à 12 **Temps de récupération :** 1' à 1'30

KNEE TO CHEST LOWER BACK STRETCH	
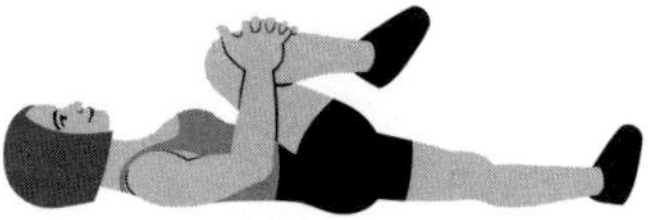	**Série :** 3 à 6 **Répétitions :** 8 à 10 **Temps de récupération :** 30 s à 1'

CAT BACK STRETCH	
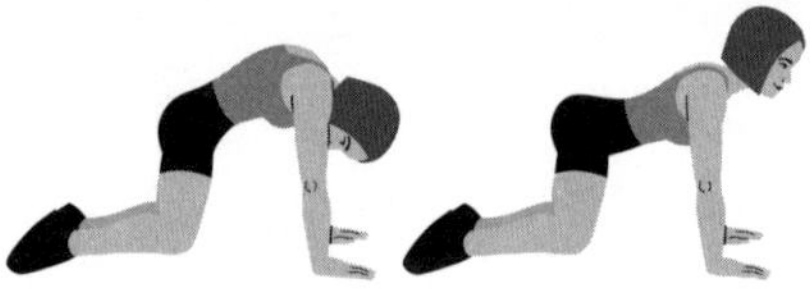	**Série :** 3 à 6 **Répétitions :** 8 à 10 **Temps de récupération :** 30 s à 1'

CONSIGNES

Extension du dos (superman) : allongé sur le ventre, bras tendus devant soi au sol, paumes vers le sol, jambes tendues. Monter les bras et les jambes le plus haut possible et tenir la position ou effectuer les répétitions. Attention : garder toujours la tête droite, face au sol.

Knee to chest lower back stretch : allongé sur le dos, jambes tendues, saisir le genou droit et le tirer doucement à la poitrine jusqu'à ressentir un léger étirement dans le bas du dos. Maintenir l'étirement 3 à 4 secondes et relâcher la jambe. Répéter le geste avec l'autre jambe.

Cat back stretch : à genoux comme un chat, mains et pieds largeur des épaules.
Arrondir le dos, en serrant les abdominaux et rester dans cette position 2 à 3 secondes. Répeter l'exercice.

TRAVAIL DES ABDOMINAUX

(au poids du corps)

GAINAGE (PLANCHE)	
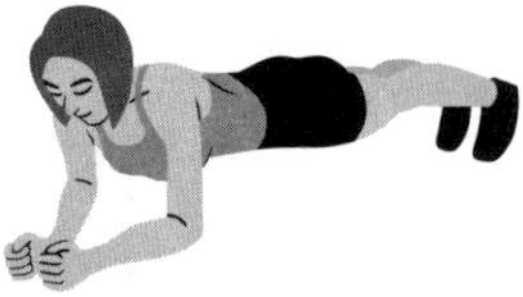	**Série :** 3 à 4 **Maintien :** 15 à 30 s **Temps de récupération :** 30 secondes
GAINAGE LATÉRAL (CÔTÉ)	
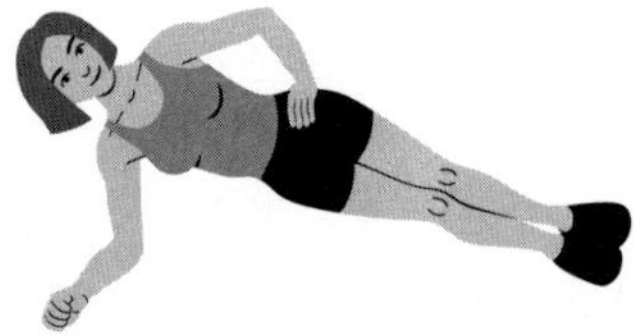	**Série :** 3 à 4 **Maintien :** 15 à 30 s **Temps de récupération :** 30 secondes
MOUNTAIN CLIMBER	
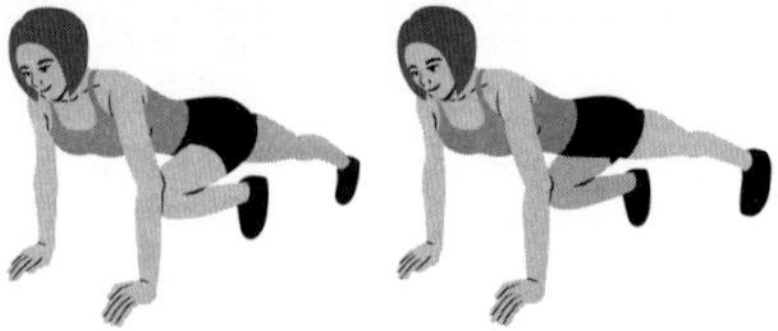	**Série :** 3 à 6 **Répétitions :** 8 à 12 **Temps de récupération :** 1'à 1'30

CONSIGNES

Gainage (planche) : en appui sur les deux pieds et sur les avant-bras, décoller le bassin afin d'obtenir un segment jambes, bassin, tronc aligné puis maintenir la position. Le corps doit rester bien droit.

Gainage latéral : en appui sur un pied ou les deux et sur l'avant-bras, décoller le bassin afin d'obtenir un segment jambes, bassin, tronc aligné puis maintenir la position. Le corps doit rester bien droit.

Moutain climber : se mettre en position de pompe sur la pointe des pieds, jambes et bras tendus. Le corps doit être droit et gainé. Plier la jambe droite, amener le genou droit près du coude droit sous la poitrine sans que le pied touche le sol. Regarder bien devant soi et non au sol.

CIRCUIT TRAINING 1

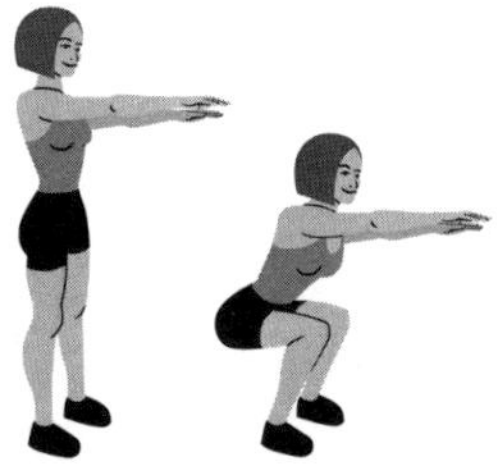

SQUAT = FLEXION

15 répétitions

Pointes de pieds
et genoux vers l'extérieur.

Souffler sur l'effort (en montant).

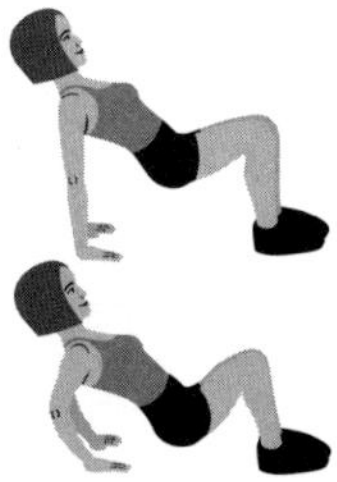

TRICEPS

8 à 10 répétitions

Au sol, extension de bras,
mains vers les fessiers.

Souffler sur l'effort (en montant).

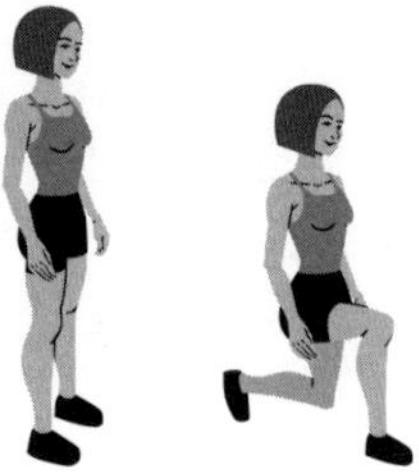

FESSIERS

**15 répétitions + statique
+ 15 répétitions**

Fente : descendre et remonter en soufflant ; le genou est à 2 cm du sol ; le genou ne doit pas dépasser la pointe du pied.

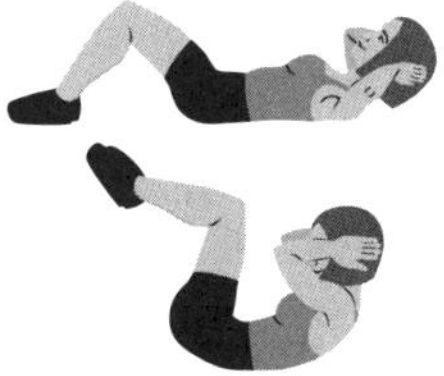

ABDOMINAUX

15 répétitions

Enrouler les genoux vers la poitrine tout en remontant le buste, puis ramener.

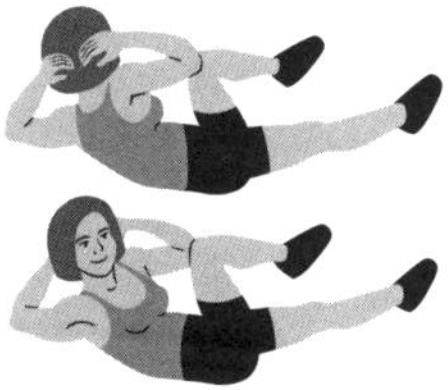

ABDOMINAUX

Travail des obliques

15 répétitions

Enchainer les 5 exercices

Se reposer 1 à 2 minutes puis recommencer

Circuit à réaliser 3 fois, au moins 2 fois par semaine

CIRCUIT TRAINING 2

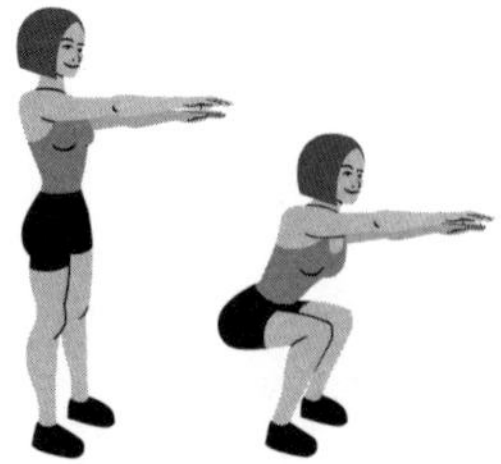

SQUAT = FLEXION

15 répétitions

Pointes de pieds
et genoux vers l'extérieur.

Souffler sur l'effort (en montant).

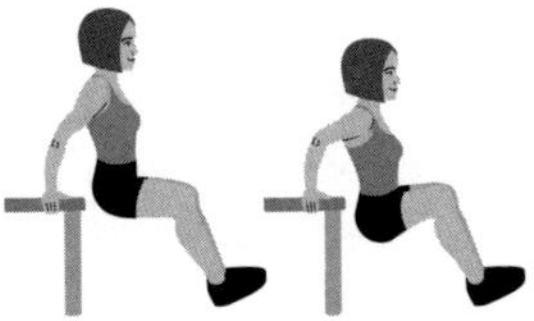

TRICEPS

8 à 10 répétitions

Mains sur une marche ;
extensions de bras.

Souffler sur l'effort (en montant).

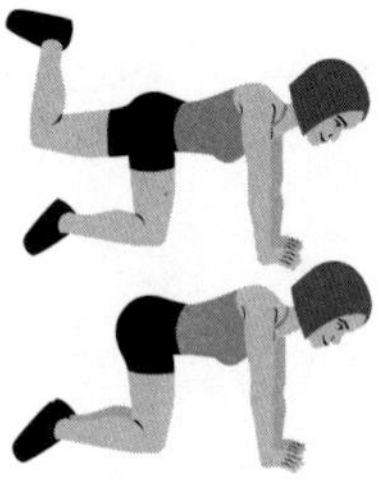

FESSIERS

15 répétitions + statique 10 s + 15 répétitions

À quatre pattes lever
la jambe fléchie vers le ciel,
pied fléchi.

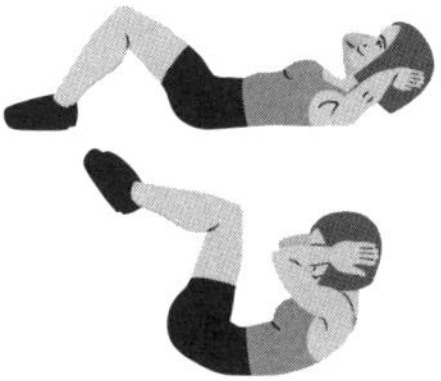

ABDOMINAUX

15 répétitions

Enrouler les genoux vers la poitrine
tout en remontant le buste,
puis ramener.

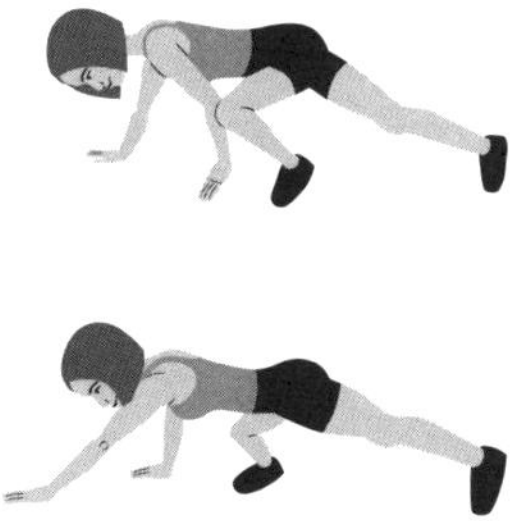

BEAR WALK OU CRAWL

Le Bear Walk est un déplacement quadrupédique en gardant les hanches basses à hauteur de bras tendus et le buste horizontal.

Cet exercice sollicite le système cardio-respiratoire et les articulations coxo-fémorales (hanche).

Faire 15 à 30 s d'effort en avançant.

Enchainer les 5 exercices
Se reposer 1 à 2 minutes puis recommencer
Circuit à réaliser 3 fois, 2 fois par semaine

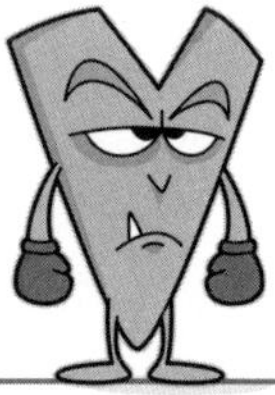

CONCLUSION

Le corps humain représente un environnement idéal pour de nombreux microbes et virus. Ils essaient alors de passer certaines barrières pour y proliférer. Le système immunitaire est un réseau de cellules, tissus et organes dont l'évolution nous a doté, et qui a pour rôle de nous défendre contre ces invasions parfois plus difficiles que d'autres.

Virus respiratoires responsables des grippes saisonnières, rhumes, rhino-pharyngites, gastro-entérites ou encore bronchites, nous sommes tous exposés à ces maladies. La plupart du temps ces virus sont bénins et nous clouent quelques jours au lit, mais certains

peuvent être plus dangereux que d'autres pour les personnes plus fragiles comme les enfants et les personnes âgées.
D'ailleurs, baptisé SARS-CoV-2 (COVID 19), le nouveau coronavirus venu de Chine est parmi nous, ce n'est plus un secret.
La science nous le dit : les mesures d'hygiène sont indispensables et la population doit les respecter…
Quelques gestes simples pour se protéger naturellement des virus saisonniers ou encore les combattre.
Boostez votre système immunitaire via votre hygiène de vie !

Un virus peut se transmettre, mais n'oublions pas que dans VIRUS... il y a SURVI(E), alors prenez soin de vous et protégez-vous.

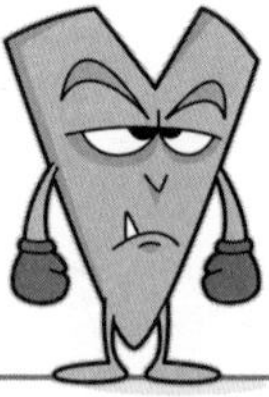

LEXIQUE

- **ADN** : acide désoxyribonucléique ; acide du noyau des cellules vivantes, constituant essentiel des chromosomes et porteur de caractères génétiques.
- **Anémie** : appauvrissement du sang, caractérisé par la diminution des globules rouges et provoquant un état de faiblesse.
- **ARN** : acide ribonucléique ; acide nucléique essentiel dans le transport du message génétique et la synthèse des protéines.
- **Apoptose** : mort cellulaire.
- **Caliciforme** : cellule en forme de vase allongé spécialisée dans la synthèse du mucus.
- **Catécholamine** : hormone synthétisée à partir de la tyrosine ; adrénaline, noradrénaline et dopamine sont les représentantes et sont synthétisées par les cellules de la médullosurrénale et par les neurones postganglionnaires du système nerveux.
- **CMV** : cytomégalovirus, responsable d'infections passant le plus souvent inaperçues. Son caractère pathogène survient surtout chez des patients dont les défenses immunitaires ont été affaiblies.

- **Collapsologie** : courant de pensée récent qui étudie les risques d'un effondrement de la civilisation industrielle et ce qui pourrait succéder à la société actuelle. Courant développé en France au sein de l'institut Momentum, co-fondé par Yves Cochet et Agnès Sinaï.
- **Coronavirus 229E (HcoV-229E)** : responsable de rhumes, il peut entraîner de graves complications respiratoires chez les personnes âgées ou atteintes d'une maladie chronique.
- **Coronavirus NL63 (HcoV-NL63)** : isolé en 2003, les premiers cas d'infections par le HCoV-NL63 ont été observés chez de jeunes enfants atteints d'infections graves des voies respiratoires. La comorbidité de HCoV-NL63 avec d'autres infections respiratoires a rendu les symptômes spécifiques du virus difficiles à identifier. Symptômes les plus courants : fièvre, toux, rhinite, maux de gorge, enrouement, bronchite, bronchiolite, pneumonie.
- **Coronavirus HKU1** : il est issu de souris infectées. Chez l'homme, l'infection entraîne une maladie des voies respiratoires supérieures avec des symptômes de rhumes, mais peut bien sûr évoluer vers une pneumonie.
- **Cortisol** : hormone stéroïde, considérée comme l'hormone du stress, qui varie au long de la journée.
- **Créatine kinase** : enzyme dans le métabolisme de l'énergie. Son dosage dans le sang permet de soupçonner une atteinte musculaire, cardiaque ou cérébrale.
- **Cytokine** : substance élaborée par le système immunitaire réglant la prolifération de cellules.
- **Cytokine Th1** : les cytokines produites par les Th1 (IFN gamma) inhibent les Th2 (IL-4) et inversement. Ces deux populations de Th s'inhibent mutuellement.
- **Dissémination** : dispersion d'agents pathogènes par divers moyens
- **Dysenterie** : maladie infectieuse provoquant des diarrhées graves.

- **Dysphagie** : difficulté à avaler.
- **EBV** : virus d'Epstein Barr.
- **Endorphine** : substance secrétée par l'hypophyse pour lutter contre la douleur.
- **Enzyme** : substance qui favorise les réactions chimiques.
- **Épithélium** : tissu formé de cellules juxtaposées qui recouvre la surface du corps ou qui tapisse l'intérieur des organes creux.
- **EV70** : l'entérovirus 70 est un virus non enveloppé dont le génome est constitué d'ARN simple brin. Il appartient à l'espèce des entérovirus humains de type D. Il cause la conjonctivite hémorragique. Les symptômes sont des douleurs oculaires, une tuméfaction de la paupière. La maladie guérit en moins de dix jours. Une atteinte cornéenne passagère est possible.
- **Glycogène** : sucre de réserve situé dans le foie et dans le muscle principalement.
- **Hématie** : globule rouge du sang.
- **HBV** : virus de l'hépatite B.
- **HCV** : virus de l'hépatite C.
- **HDV** : virus de l'hépatite delta.
- **HSP** : Heat Shock Protein. Protéine de choc thermique synthétisée par l'organisme en réponse à un stress (température, infections, expositions à des métaux lourds).
- **HTLV** : Human T-Lymphotropic Virus
- **HSV** : herpès simplex virus.
- **Hypophyse** : glande endocrine située à la base du crâne sous l'hypothalamus.
- **IL 1 bêta** : l'interleukine 1 bêta a un rôle pro-inflammatoire. Elle est impliquée dans la formation de l'athérome (maladie touchant les artères).

- **IL-4** : l'interleukine 4 est une cytokine dont le rôle est d'induire la différentiation des lymphocytes T auxiliaires naïfs en lymphocytes Th2. Après avoir été activés par l'IL-4, les cellules Th2 se mettent elles-mêmes à produire de l'IL-4. Leur récepteur s'appelle le récepteur à interleukine 4 .
- **IL-6** : l'interleukine 6 est une cytokine pro-inflammatoire impliquée dans la régulation de l'inflammation aiguë et chronique. Son hyperproduction provoque l'inflammation et certaines lésions articulaires.
- **Immunosénescence** : perte marquée d'efficacité du système immunitaire induite par le vieillissement de l'individu.
- **LCR** : liquide céphalo-rachidien.
- **Leucocyte** : globule blanc présent dans le sang.
- **Liposoluble** : qui peut se dissoudre dans les graisses.
- **Macrophage** : grosse cellule chargée de phagocyter des particules étrangères.
- **Macule** : lésion cutanée, visible mais non palpable, sous forme de tache de couleur et de taille variables. Elle ne présente pas de relief notable à la surface de la peau.
- **Myalgie** : douleur musculaire.
- **Neutrophile** : les neutrophiles sont l'un des cinq principaux types de leucocytes, ou globules blancs. Comme les éosinophiles et les basophiles, ce sont des cellules granulaires. Si le taux est trop élevé, on parle de neutrophilie (stress, effort physique, consommation de tabac peuvent provoquer une neutrophilie sans gravité). Une augmentation importante témoigne le plus souvent d'une infection bactérienne (sinusite, appendicite, angine...), mais aussi d'états inflammatoires, de nécroses tissulaires (infarctus, embolie pulmonaire...). Si le taux est trop bas, on parle alors de neutropénie qui peut être liée à une infection, une carence en vitamine B12 ou B9, la prise de certains médicaments, une maladie auto-immune de la moelle osseuse, un cancer, une chimio ou radiothérapie…

- **Neutrophilie** : augmentation dans le sang de certains globules blancs (polynucléaires neutrophiles). La variation de leur taux peut révéler une infection bactérienne.
- **OMS** : Organisation Mondiale de la Santé.
- **Papule** : gonflement plein apparaissant sur la peau et qui ne renferme ni liquide ni pus. Elle peut avoir l'apparence d'un cône ou d'une demi-sphère et prendre une coloration rouge, rose ou parfois brune.
- **Pathogène** : qui peut causer une maladie.
- **Phagocyter** : détruire.
- **Phagothérapie** : désigne l'utilisation de phages pour traiter des infections bactériennes. Les phages ou bactériophages sont des virus qui s'attaquent aux bactéries.
- **Pneumocoque** : bactérie responsable d'infections respiratoires.
- **Pneumonie** : inflammation aiguë des poumons.
- **Polyphénol** : famille de molécules organiques largement présentes dans le règne végétal. Ils prennent une importance croissante, notamment grâce à leurs effets bénéfiques sur la santé.
- **Protozoaire** : organisme unicellulaire.
- **Rhabdomyolyse** : cellule des muscles squelettiques se dégradant rapidement et libérant son contenu dans la circulation sanguine.
- **Sibilance** : sifflement à l'auscultation pulmonaire.
- **Thymuline** : hormone synthétisée par le thymus ; génère la maturation de certaines cellules fabriquées dans la moelle osseuse, ayant une fonction dans la défense de l'organisme, les lymphocytes T.
- **TLR** : Toll-like Receptors : famille de récepteurs de reconnaissance de motifs moléculaires. Ils interviennent au cours des mécanismes de l'immunité innée.
- **TNF** : Facteur de Nécrose Tumorale. Cytokine impliquée dans l'inflammation. Ce TNF est libéré par des leucocytes et d'autres tissus

en réponse à une lésion et/ou lors d'une infection. Il est généralement en coopération avec l'interleukine 1 et l'interleukine 6.

- **Transcription de l'ARN** : la transcription est la première étape de l'expression génique basée sur l'ADN, au cours de laquelle un segment particulier d'ADN est « copié » en ARN par une enzyme appelé ARN polymérase.
- **Tropisme** : réaction d'orientation ou de locomotion orientée, causée par des agents physiques ou chimiques.
- **Tyrosine** : acide aminé.
- **URTI** : Upper Repsiratory Tract Infection : infection des voies respiratoires supérieures (nez, gorge...).
- **VO2max** : la consommation d'oxygène est le volume maximal d'oxygène qu'un organisme aérobie (qui a besoin de dioxygène) en général, ou le sujet humain en particulier, peut consommer par unité de temps lors d'un exercice dynamique aérobie maximal. Le VO2 max s'exprime en litres de dioxygène par minute (L/min). Afin de personnaliser la mesure, la valeur observée est souvent rapportée à l'unité de masse corporelle pour déterminer un VO2max dit « spécifique » qui s'exprime alors en ml/min/kg. C'est un indicateur de la performance d'un sujet dans des épreuves d'endurance. Plus le VO2max est élevé, meilleure est la performance.
- **VRS** : Virus Respiratoire Syncytial.
- **VZV** : virus varicelle zona.

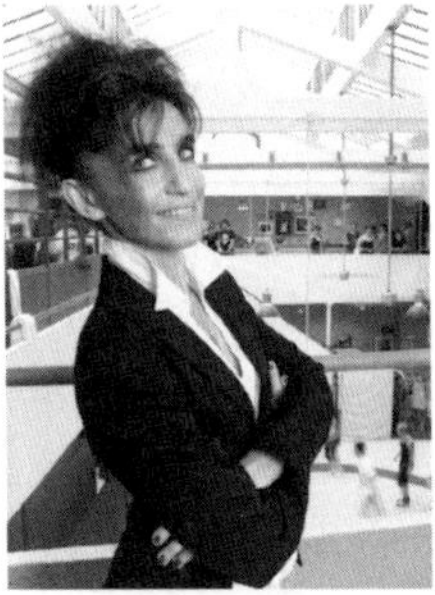

Bénédicte Le Panse

L'AUTEURE

Après une thèse obtenue en 2006 (doctorat de physiologie) au sein du CHR d'Orléans, Bénédicte Le Panse oriente ses travaux de recherche dans un premier temps à l'institut de prévention et de recherche sur l'ostéoporose (IPROS) dans lequel elle met en avant les bienfaits de l'activité physique sur la densité minérale osseuse aussi bien chez l'adulte sain que chez celui présentant une maladie chronique.
Impliquée également dans le laboratoire d'exploration fonctionnelle respiratoire (EFR), elle dirige ses

recherches sur l'absorption de produits pharmaceutiques (bêta-2 Agonistes) afin de montrer les effets ergogéniques métaboliques et hormonaux d'une prise chronique et aiguë de salbutamol.
Sportive de haut niveau en force athlétique et chercheur, Bénédicte fera de ses titres internationaux (en particulier championne de France, d'Europe et du monde à plusieurs reprises) des experiences qu'elle liera à ses travaux de recherche.
Ses 20 années d'expérience dans la recherche et dans l'aspect physico-nutritionnel l'ont amenée à se spécialiser et à conseiller un grand nombre de personnes afin que celles-ci puissent vivre dans un état de santé optimum.

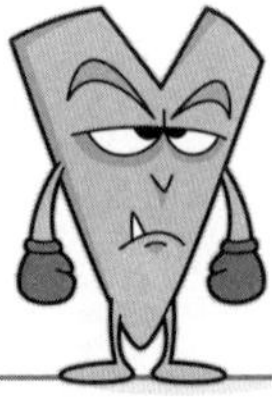

BIBLIOGRAPHIE

- Allen LH *et al.* « *Provision of Multiple Rather Than Two or Fewer Micronutrients More Effectively Improves Growth and Other Outcomes in Micronutrient-Deficient Children and Adults* », *J Nutr.* 2009;139:1022–1030
- Benkimoun P et Blanchard S. « *Le SRAS, histoire d'un tueur en série* » [archive], in *Le Monde*, 7 mai 2009.
- Clarke M, Schonberger L, Arden N, Cox N et Fukuda K. « *Pandemic versus epidemic influenza mortality: a pattern of changing age distribution*», J Infect Dis, vol. 178, n°1, juillet 1998, p. 53–60 (PMID 9652423)
- « *Consensus document on the epidemiology of severe acute respiratory syndrome (SARS)*», World Health Organization, 2003, page 15.
- « *Coronavirus : pourquoi la comparaison avec la grippe est-elle compliquée ?* », sur *SudOuest.fr* (18 mars 2020)
- Dardenne M et al. « *Biochemical and biological aspects of the interaction between thymulin and zinc* ». Prog Clin Biol Res. (1993)

- Ducatez M, Pelletier C & Meyer G. « *Influenza D Virus in Cattle* », France, 2011–2014, *Emerging infectious diseases*, vol. 21, n°2, février 2015, p. 368–371
- « *Epidémie de grippe: 34 décès en France, la vaccination toujours possible* », sur *sante.lefigaro.fr*, 14 février 2020
- Fehr AR. "*Coronaviruses: an overview of their replication and pathogenesis, Methods in Molecular Biology*", vol. 1282, 2015, p. 1–23 (ISBN 978-1-4939-2437-0, PMID 25720466, PMCID 4369385, DOI 10.1007/978-1-4939-2438-7_1)
- Freeborn R (Michigan State University) and al. « *The Immune Response to Influenza is Suppressed by the Synthetic Food Additive and Nrf2 Activator, tert-butylhydroquinone (tBHQ)* », this abstract is from the Experimental Biology 2019 Meeting. There is no full text article associated with this abstract published in The FASEB (Federation of American Societies for Experimental Biology) Journal., avril 2019
- Galland L et al. "*Magnesium and immune function: an overview*". Magnesium. (1988)
- Gao XJ, Tang B, Liang HH, Yi L, Wei ZG. « Selenium deficiency induced an inflammatory response by the HSP60 - TLR2-MAPKs signalling pathway in the liver of carp », Fish Shellfish Immunol. 2019 Apr;87:688-694.
- Gombart AF, Pierre A, Maggini S. "*A Review of Micronutrients and the Immune System-Working in Harmony to Reduce the Risk of Infection*". Nutrients. 2020 Jan 16;12(1). pii: E236.
- Guezennec Y. *Table ronde 3 : Sport et Immunité* [Internet]. Disponible sur: http://franceolympique.com/files/File/actions/sante/colloques/bourdinkoulmannchennaoui.
- Guillin OM, Vindry C, Ohlmann T, Chavatte L. « *Selenium, Selenoproteins and Viral Infection*». Nutrients (2019)
- Gupta S et al. «*The Role of Micronutrients in the Infection and Subsequent Response to Hepatitis C Virus*". Cells (2019)
- Haddad JJ. "Thymulin and zinc (Zn2+)-mediated inhibition of endotoxin-induced production of proinflammatory cytokines and

NF-kappaB nuclear translocation and activation in the alveolar epithelium: unraveling the molecular immunomodulatory, anti-inflammatory effect of thymulin/Zn2+ in vitro». Mol Immunol. 2009 Dec;47(2-3):205-14.

- Hadden JW et al. "*The treatment of zinc deficiency is an immunotherapy*». Int J Immunopharmacol. (1995)
- Hemilä H et al. «*Vitamin C and Infections*". Nutrients (2017)
- Hilleman M. « *Realities and enigmas of human viral influenza: pathogenesis, epidemiology and control* », Vaccine, vol. 20, nos 25–26, aug 19 2002, p. 3068–87 (PMID 12163258)
- « *Human Coronavirus Types* » [archive], sur *Center for Disease Control Prevention.*
- Huraux J.-M. *Traité de virologie médicale*, Estem, 2003, 699 p., p. 439
- « *Impact de la grippe en France de 2001 à 2008* », GROG.ORG
- Kiełczykowska M et al. "*Selenium - a fascinating antioxidant of protective properties*». Adv Clin Exp Med. (2018)
- Knobler S, Mack A, Mahmoud A et Lemon S (éditeurs). « *The Threat of Pandemic Influenza: Are We Ready? Workshop Summary*"(2005), Washington, The National Academies Press (lire en ligne [archive]), « 1: The Story of Influenza », p. 60–61
- Krzywkowski K, Petersen EW, Ostrowski K, Link-Amster H, Boza J, Halkjaer-Kristensen J, et al. "*Effect of glutamine and protein supplementation on exercise-induced decreases in salivary IgA*". J Appl Physiol Bethesda Md 1985. août 2001;91(2):832-8. 47
- Le Panse B, *Rééquilibrage alimentaire*, Editions amphora (2019)
- Meydani SN. « *Serum zinc and pneumonia in nursing home elderly*", *Am J Clin Nutr*. 2007;86:1167–73
- Munster V, Koopmans M, Van Doremalen N et Van Riel D, « *A Novel Coronavirus Emerging in China — Key Questions for Impact Assessment* », in *The New England Journal of Medicine*, vol. 382, n° 8, 20 février 2020, p. 692–694 (ISSN 0028-4793)
- Nieman DC, Nehlsen-Cannarella SL, Markoff PA, Balk-Lamberton AJ, Yang H, Chritton DB, et al. « *The effects of moderate exercise*

training on natural killer cells and acute upper respiratory tract infections ». Int J Sports Med. déc 1990;11(6):467-73.

- Patterson KD et Pyle GF. « *The geography and mortality of the 1918 influenza pandemic*", Bull Hist Med., vol. 65, n° 1, printemps 1991, p. 4–21 (PMID 2021692)
- Potter CW. "*A History of Influenza*", J Appl Microbiol., vol. 91, n° 4, octobre 2006, p. 572–579. (PMID 11576290, lire en ligne [archive])
- Sandstead HH *et al.* « *Zinc deficiency in Mexican American children: influence of zinc and other micronutrients on T cells, cytokines, and antiinflammatory plasma proteins", Am J Clin Nutr*. 2008;88:1067–73
- Sandstead HH & Prasad AS. "*Zinc Intake and Resistance to H1N1 Influenza", Am J Public Health*. 2010;100(6):970-1
- « *SARS Severe Acute Respiratory Syndrome | SARS-CoV Disease | CDC* » [archive], sur *www.cdc.gov*, 22 octobre 2019
- Shankar AH & Prasad AS. « *Zinc and immune function: the biological basis of altered resistance to infection", Am J Clin Nutr* 1998; 68(suppl):447S–63S
- Smith JA, Telford RD, Baker MS, Hapel AJ, Weidemann MJ. « *Cytokine immunoreactivity in plasma does not change after moderate endurance exercise* ». J Appl Physiol Bethesda Md 1985. oct 1992;73(4):1396-401
- Srivastava V. *et al.* « *Influenza A virus induced apoptosis: Inhibition of DNA laddering & caspase-3 activity by zinc supplementation in cultured HeLa cells », Indian J Med Res* 129, mai 2009, p. 579-586.
- « *Surveillance de la grippe en France, saison 2018-2019* », Santé publique France, Centre national de référence des virus des infections respiratoires (dont la grippe), Réseau Sentinelles, EA 7310 Université de Corse
- « *Syndrome aiguë respiratoire* » [archive], sur *O.M.S.*
- Taubenberger J, Reid A, Janczewski T et Fanning T, « *Integrating historical, clinical and molecular genetic data in order to explain the origin and virulence of the 1918 Spanish influenza virus* », Philos

Trans R Soc Lond B Biol Sci, vol. 356, n° 1416, 29 décembre 2001, p. 1829–39 (PMID 11779381, lire en ligne [archive])

- Thomson, Theophilus. *Annals of Influenza or Epidemic Catarrhal Fever in Great Britain from 1510 to 1837*, Sydenham Soc., Londres, 1852.
- Veron Marine : thèse Faculté des Sciences Pharmaceutiques. Année Universitaire 2015/2016 - Lille
- Wang A et al. "*Opposing Effects of Fasting Metabolism on Tissue Tolerance in Bacterial and Viral Inflammation*". Cell. (2016)
- Wang N et al. "*Supplementation of Micronutrient Selenium in Metabolic Diseases: Its Role as an Antioxidant*». Oxid Med Cell Longev. (2017)
- Willig A et al. "*Practice Paper of the Academy of Nutrition and Dietetics: Nutrition Intervention and Human Immunodeficiency Virus Infection* ». In J Acad Nutr Diet. (2018)
- Xing Y, Sheng K, Xiao X, Li J, Wei H, Liu L, Zhou W, Tong X. "*Vitamin A deficiency is associated with severe Mycoplasma pneumoniae pneumonia in children*". Ann Transl Med. 2020 Feb ;8(4):120. doi: 10.21037/atm.2020.02.33.
- Xing-Yi Ge, Jia-Lu Li, Xing-Lou Yang, Aleksei A. Chmura, Guangjian Zhu, Jonathan H. Epstein, Jonna K. Mazet, Ben Hu, Wei Zhang, Cheng Peng,Yu-Ji Zhang, Chu-Ming Luo, Bing Tan, Ning Wang, Yan Zhu, Gary Crameri, Shu-Yi Zhang, Lin-Fa Wang, Peter Daszak & Zheng-Li Shi. "*Isolation and characterization of a bat SARS-like coronavirus that uses the ACE2 receptor*", in *Nature*, 30 octobre 2013.
- Yamamoto M et al. "*Zinc-binding site of human immunodeficiency virus 2 Vpx prevents instability and dysfunction of the protein*". J Gen Virol (2017)
- Yazdanpanah Y et Lina B. « *Coronavirus (SRAS-CoV et MERS-CoV)* », *Dossiers d'information*, 7 octobre 2015.

Pour vous protéger contre le nouveau coronavirus, tenez-vous au courant de toutes les mesures que vous pouvez adopter. Pour plus de détails, site Web de l'OMS : https://www.who.int/fr/emergencies/diseases/novel-coronavirus-2019/advice-for-public

Pour plus d'explications : Kristian G. Andersen, Andrew Rambaut, W. Ian Lipkin, Edward C. Holmes & Robert F. Garry. *The proximal origin of SARS-CoV-2*, Nature Medicine (2020)
Décryptage avec le Pr Olivier Schwartz, ancien directeur scientifique de l'Institut Pasteur (https://twitter.com/MinSoliSante/status/1240239777925881856)

OMS. *Nouveau coronavirus (2019-nCoV) : conseils au grand public - En finir avec les idées reçues.*

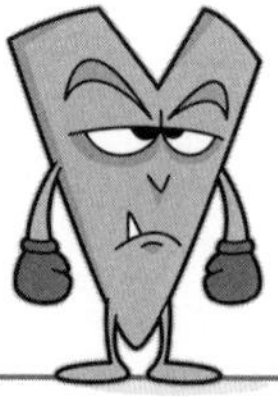

REMERCIEMENTS

Je souhaite remercier chaleureusement Arnaud Robinet, Maire de Reims, pour son soutien permanent, sa grande générosité, sa disponibilité et sa confiance. Je tiens à t'exprimer ma gratitude et ma plus belle reconnaissance.

Je remercie le Docteur Faker Lemkecher pour sa présence régulière, son aide quotidienne. Merci Faker pour tes précieux conseils.

Je voudrais remercier Pierre-Etienne Benkö, chirurgien, ami d'enfance avec lequel j'ai partagé quelques années dans le même service et en particulier celui des cultures cellulaires du « huin » qui nous auront fait évoluer dans nos champs respectifs. Merci de m'avoir accompagnée sur l'histoire de la virologie (et tout le reste).

Je suis extrêmement reconnaissante envers les professionnels de santé qui ont témoigné et apporté leur aide dans cet ouvrage, en particulier : Dominique Bonnier (médecin), Émilie Buache (enseignante-chercheur), Hélène Beautrait (infirmière), Élise Sagot (infirmière), Pierre Bonnet (cardiologue, pneumologue), Thierry Le Panse (Directeur UDAF Blois), Maxime Bosser (pharmacien).

A mon ami, Olivier Delvincourt, toujours présent. Merci pour ta bienveillance, pour le temps passé à mes nombreuses sollicitations et pour tes critiques qui sont d'une aide inestimable.

Bien plus qu'un éditeur, c'est un ami que je remercie, Renaud Dubois, directeur des éditions Amphora. Toujours un degré d'attention et de vigilance dans toutes nos interactions. Merci de me guider dans la construction d'un ouvrage. Un plaisir immense de travailler avec toi !

Un grand merci à mon ami Thomas Tabti pour sa très grande gentillesse et ses excellents conseils.

Mes plus sincères remerciements à la mutuelle générale des cheminots (MGC). Merci à Nicolas Fremder, directeur, pour son soutien dans tout mes projets et sa confiance.

Un clin d'œil particulier à mon cher Michel Soler.

Personnels soignants, premiers secours, policiers, chercheurs, postiers, pharmaciens, caissiers, banquiers, éboueurs, boulangers, travailleurs du bâtiment… Pour ceux qui œuvrent au quotidien, et ceux qui sont en première ligne dans la lutte contre les virus, ceux qui travaillent dans l'ombre. MERCI.

A David, mon Virus à moi…

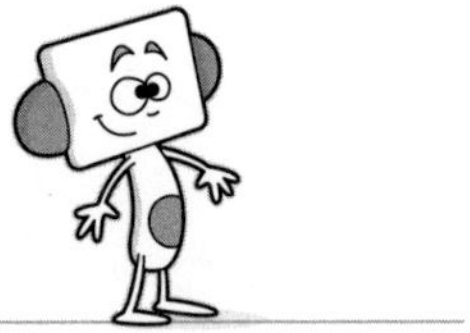

Couverture : Lionel Rousseau - Amphora
Mise en page : Artemishqc.com
Suivi éditorial et relecture : Delphine Dubois - Amphora
Illustrations : Jeff-r.fr
Illustrations exercices et photo couverture : ©AdobeStock

Imprimé en Europe par Sagrafic - Pasaje Carsi, 6 - Barcelona

ISBN 978 275 760 465 6